シトリン欠損症

―医者も知らない特異な疾患―

鹿児島大学名誉教授

佐伯 武頼

Saheki Takeyori

風詠社

志半ばで亡くなった小林圭子先生に本書をささげる。

佐伯武頼

まえがき

シトリン欠損症という名前からして新しく、認知度の低い疾患です。そのために医師でも、当然この病気を知らない方はたくさんいます。それを実感したのは同窓会で機会が与えられ、スライドを使ってシトリン欠損症の話をした時でした。同級生に大変興味を持ってもらいました。と同時にそんな病気は知らなかった、という声がほとんどでした。私たちは昭和40年（1965年）に医学部を卒業していますから、大学では習っているような病気ではありません。一方では認知度が低いために、かなりの患者さんが間違った治療を受け、亡くなりました。グリセオールの添付資料に危険情報として掲載された後でもまだまだグリセオール使用による患者さんの死亡が続きました。非常に悔しい思いでいっぱいでした。その頻度から言えば、CTLN2はまれな疾患ですが、CTLN2になりえるシトリン欠損症の方の数は、人口（推計）約1360万人（2016年4月現在）の東京都で、680人から1940人、日本全体（人口、1億2700万人として）で、少なく見積もって6000人以上、多く見積もると18000人に達する人数となります。この方々がシトリン欠損症と知らずに病院、特に救急病院に行き、シトリン欠損症と診断されず治療を受けると大変危険な状態になりえます。これを思うとなるべく早く、この疾患の、医師だけでなく一般向けの書籍が必要と考えました。ただ、現在も研究を継続している身としては、あれも書きたい、これも書きたいとなり、ずるずると出版が遅れていることに気づき、現状での出版を決心しました。また、幸いなことに、シンガポールのYen How Taiさんに出会い、この本の価値を認めてもらえれば、という条件で英語と中国語への翻訳を約束してもらいました。中国本土ではNICCDの患者さんは非常に大勢見つかっていますが、CTLN2はまだほんの少数しか見つかっていません。その意味でも早くこの本を出版し、世界中の多くの人々にこの病気を知ってもらうことが大切と考えた次第です。読み返しますと繰り返しの多さが気になりますが、これも繰り返されていることは重要なことだと思っていただければ、幸いです。

この本に関する記述の全ての責任は佐伯武頼にあります。ご質問、コメントなどはぜひ、下記のメールにお寄せください。

平成28年（2016）11月

佐伯　武頼

Takeyori Saheki

e-mail address：takesah@gmail.com

シトリン財団からのご挨拶

「シトリン欠損症─医者も知らない特異な疾患─」をお手にとっていただきありがとうございます。

第２版はシトリン財団からの助成により出版しております。

シトリン財団はシンガポールで 2016 年に設立されました。私たちは、シトリン欠損症の効果的な治療法の開発へと導く研究の助成や患者様・ご家族へのサポートの提供を通してシトリン欠損症に向き合い治癒を目指す、患者主導の非営利団体です。

現在シトリン欠損症は治療法のない、遺伝子変異による希少疾患とされていますが、私たちは疾患の特定・診断に結びついていないケースが多く存在すると感じています。研究や医学の進歩と共に国内外でこれから新たに多くの症例が発見され、シトリン欠損症は数年後にはアジア圏内の希少疾患という位置づけから世界規模の疾患となりうると推測されます。

シトリン欠損症は元来肝臓内の代謝異常疾患だと考えられていましたが、それだけではなく体内で多岐にわたる症状を引き起こし、一生のうちに形を変える多面性を持っています。また同じ遺伝子変異を受け継いでいても兄弟間で症状の種類や程度の違いが見られることもあります。これらについての原因の特定には至っておりません。

シトリン財団は集学的、革新的、長期的なアプローチを取ることにより、画期的な治療法の開発とシトリン欠損症の方の健康の促進を可能にし、未だに謎が多いこの疾患を解明できると信じています。そして私たちのもつ優れたリソースやコミットメントで大きく前進することが出来ると確信しております。

世界中に点在する有数の科学者、研究者、医師がシトリン財団の助成を受け、現在疾患の解明に向けて各専門分野で研究を重ねています。私たちの基礎科学研究がやがて効果的な治療法に結びつき、優れた研究所、製薬会社、バイオ企業などと連携して新規の治療法の開発にも取組むことが出来ると感じています。またシトリン財団は共同研究への取り組みや世界共通の診断基準の設定に向け、医師と研究者による国際的な共同事業

体を設立いたしました。

　これら研究面に加え、シトリン財団は患者支援にも力を入れています。財団の国際患者登録システムに登録されたメンバーには情報の配信をし、オンライン交流やシンポジウムの開催を通し患者支援の場を設けております。シトリン欠損症についての新たな情報や財団が助成する研究での成果が発表される際にはメンバーに配信を致します。

　シトリン欠損症の方・ご家族は財団ホームページでシトリン欠損症に関する最新情報をご確認下さい。また以下のリンクへアクセスして是非シトリン財団の患者登録システムにご登録下さい。
　https://citrinfoundation.org/ja/patient-registry-2/

　医療従事者の方は以下のリンクにアクセスし、是非シトリン財団のネットワークにご参加下さい。治療剤の開発や検討について最新情報を配信いたします。
　https://citrinfoundation.org/ja/research-2/medicalnetwork/

　シトリン財団は皆さんと力を合わせればいつかシトリン欠損症の治癒が可能になると信じています。

令和2年（2020年）2月
シトリン財団
https://citrinfoundation.org/

シトリン欠損症●目次

まえがき 3
シトリン財団からのご挨拶 4

1. はじめに 11

2. シトリンとシトリン欠損症 13
　2.1. シトリンとは 13
　2.2. シトリン欠損症 14
　　2.2.1. 成人発症Ⅱ型シトルリン血症（CTLN2） 15
　　2.2.2. 新生児肝内胆汁うっ滞症（NICCD） 17
　　2.2.3. そのほかの病態 18

3. シトリン欠損症を理解するために必要な生化学の基礎知識 19
　3.1. 代謝とは 19
　3.2. それぞれの栄養素の代謝の特徴 20
　3.3. 解糖系 20
　3.4. TCA（トリカルボン酸）サイクル 23
　3.5. ビタミンと補酵素 24
　3.6. 電子伝達系と酸化的リン酸化 24
　3.7. リンゴ酸アスパラギン酸シャトルとグリセロリン酸シャトル ... 26
　　3.7.1. リンゴ酸アスパラギン酸シャトル malate aspartate shuttle ... 27
　　3.7.2. グリセロリン酸シャトル glycerophosphate shuttle 28
　　3.7.3. どの臓器にリンゴ酸アスパラギン酸シャトルとグリセロリン酸シャトルが
　　　　　存在するのか 29
　3.8. アミノ酸代謝とアンモニアの解毒（尿素サイクル） 30
　　3.8.1. アミノ酸、ケト酸の代謝 30
　　3.8.2. 尿素サイクル 32
　3.9. 脂肪酸分解 33
　3.10. グルコース、アミノ酸、脂肪酸の合成 35
　　3.10.1. 糖新生系 35

3.10.2.　アミノ酸の合成 36

　　　3.10.3.　脂肪酸の合成 37

　　　3.10.4.　クエン酸リンゴ酸シャトルおよびクエン酸ピルビン酸サイクリング 38

4.　シトリン欠損症を理解するために必要な遺伝学の基礎知識 40

　　4.1.　遺伝子と染色体 40

　　4.2.　遺伝形式 42

5.　成人発症Ⅱ型シトルリン血症の病因遺伝子発見の歴史 44

　　5.1.　なぜ、この研究が始まったか。（1975-1980）......................... 44

　　5.2.　鹿児島大学の初期（1980-1995）.. 46

　　5.3.　いよいよ遺伝子発見！（1995-1999）..................................... 48

　　5.4.　新生児型（NICCD）の発見 52

　　5.5.　遺伝子頻度の解析と世界的広がり、そして小林圭子先生の死（2002-2010）..... 53

6.　シトリンの機能は？.. 57

　　6.1.　シトリンの機能解明 57

　　6.2.　シトリンの代謝機能の詳細 61

7.　マウスモデルの作製 63

　　7.1.　シトリン欠損症モデルマウスの確立 63

　　7.2.　Ctrn/mGPD double-KO マウスの病態 64

8.　食事と発症の関係 66

　　8.1.　特異な食嗜好 66

　　8.2.　症例の治療と解析から学んだこと 66

　　8.3.　栄養調査 69

　　8.4.　発症のパターン 70

9.　CTLN2 治療法の変遷 72

　　9.1.　初期の治療 72

　　9.2.　肝移植 72

9.3. 従来の治療法の問題点：高濃度グルコースの輸液、グリセオール投与、
高炭水化物食の危険性 ·· 74

10. シトリン欠損症の多彩な症状が生じる機構（病態生化学）······· 77
10.1. 高アンモニア血症、低たんぱく血症、凝固異常、成長障害 ············· 77
10.2. 低血糖 ·· 79
10.3. 脂肪肝の発症機構 ·· 80
10.4. 血漿アミノ酸の変化とその病態生化学 ···································· 80
10.5. 種々の症状の発症機構、検査所見の病態生理についての考察 ········· 83

11. 新しい内科的治療法 ··· 85
11.1. ピルビン酸ナトリウムの治療効果 ·· 85
11.2. タンパク質、アミノ酸、およびMCTの効果 ···························· 86

12. 未解決の問題と今後の問題 ·· 91
12.1. 肝臓アルギニノコハク酸合成酵素（ASS）はなぜ、低下するのか。 ····· 91
12.2. なぜ、シトリン欠損症の頻度は高いのか。 ······························· 92
12.3. NICCDでは乳糖除去ミルクが処方されるが、その後は、牛乳が
一番の好物となるのはなぜか。 ·· 92
12.4. 同じ変異遺伝子を持っていても、NICCDやCTLN2を発症する
兄弟と全く発症しない兄弟がいるのはなぜか。 ··························· 93
12.5. その他の問題点とその解決 ·· 93

13. 臨床各科とシトリン欠損症の関連性 ····································· 96
13.1. 小児科と小児外科 ·· 96
13.2. 消化器内科 ·· 96
13.3. 神経内科 ·· 96
13.4. 消化器外科 ·· 97
13.5. 救急外来 ·· 97
13.6. 精神科 ·· 97
13.7. 栄養管理室 ·· 98

14. アジア各国への情報提供・支援の活動 ·········· 99

15. 患者さんから学んだこと、患者さんとの質疑応答 ·········· 102

15.1. 患者家族の会 ·········· 102

15.2. 意識障害とはどんな感覚か。 ·········· 103

15.3. 症例解析から学ぶこと ·········· 104

15.4. 1人の患者さんの実話「三十歳にして起きたこと」 ·········· 106

15.5. 患者さんからの質問に答える。 ·········· 106

15.6. シトリン欠損症者の食癖
（「嫌いな食品と好きな食品」アンケートの結果） ·········· 111

15.7. 杉村会長の冷蔵庫の中身 ·········· 112

16. 小林圭子先生の死に際して ·········· 120

16.1. マレーシア Thong 先生の Mol Genet Metab への投稿記事 ·········· 120
小林圭子先生への賛辞とシトリン欠損症における彼女の功績（佐伯武頼訳）

16.2. 小林圭子先生の死亡記事　J Inherit Metab Dis 34（2011）979 ·········· 122

謝　辞 ·········· 123

文　献 ·········· 124

索　引 ·········· 129

1. はじめに

　この本を取り上げた方の中で「シトリン」という言葉をご存知の方は非常に少ないでしょう。医者でも知らない人の方が多いと思われます。病名は全く新しく、病因遺伝子が発見されてからでもまだ16年程度しか経っていません。

　しかし、この病気は遺伝性疾患の中では2万人に1人以上（最近の研究では7000人に1人ぐらいとも考えられます）と意外に多い疾患です。この疾患は日本で発見され、その病態解析から治療法の開発まで断然日本がリードしている疾患です。多いのは日本、中国をはじめとする東アジア、ベトナム、タイ、マレーシアなどの東南アジアですが、今では世界中で患者さんが見つかってきています。

　常染色体性劣性の疾患ですので、病因遺伝子を1つ持っている、いわゆるヘテロ接合体の方は約60人に1人（現在は40人に1人）となり、かなりの頻度です。もちろんヘテロ接合体の方は発症しません。また、病因遺伝子を2つ持っている方でも発症する方の数は多くはないであろうと考えています。

　これまで重篤な疾患と考えられていました成人発症II型シトルリン血症（CTLN2）で10万人から20万人に1人の割合になっています。

　ただ、発症の原因が非常に変わっています。患者さんは、もともと甘いものが苦手な方ですが、この疾患は、甘いもの、お米のご飯、生そばなどの糖質（炭水化物）を多く含む食品をたくさん取った時、または飲酒（アルコール摂取）によって発症します。すなわち、甘いもの（糖質）や飲酒は好まないのですが、高たんぱく食、高脂肪食を好む食嗜好の方がこの疾患である可能性があるのです。

　繰り返しますが、この疾患遺伝子を持っていても発症しない方の方が多いと考えられます。ただ、発症して、治療法を間違えると、死に至る恐ろしい病気でもあります。ですから、こんな病気がある、ということを認識することが非常に大切です。

　この疾患の方、遺伝子を持った方の食事は変わっていて、子供の時は、特に偏食がひ

どいと叱られた方です。ご飯を食べず、酒は飲めませんが、たんぱく質と脂肪に富む酒の肴になるような食品・食事が好きです。この偏食を矯正しようとすると発症するので、注意が必要です。特に学校給食で無理して嫌いな食事をとったために次第に症状が出てきた方もいますので、学校現場でも注意が必要です。

逆にこの偏食は発症を抑えていることになります。この病気では発症すれば、高アンモニア血症を起こしますが、一般的に高アンモニア血症の治療ではアンモニア発生のもととなるたんぱく質を制限して高炭水化物食にするのが治療の原則になっています。しかし、そういう食事を取る治療を行うと、この病気はますます悪くなり、死に至る状態になります。そのことをまだご存じでない医師も多いのです。

このような特異な疾患の病因遺伝子発見の歴史と発症のメカニズム、さらに治療法について解説いたします。関係する分野は、病態生化学、人類遺伝学、分子遺伝学、消化器内科、神経内科、小児科、小児外科、精神科、救急などですが、最も重要な治療には栄養学が関与しています。

なお、この本では、シトリン欠損症の方々とご家族、医師、医学生、コメディカルの方々と学生、特に栄養学を専攻する方々、それに生命科学に関心を持つ多くの方々を読者として考えて作成しています。この病気を正しく理解するには生化学の知識が必須で非常に大切です。そこで生化学、特に代謝の基礎をわかりやすく述べましたので、必要となった時点でひも解いて参照してください。

なお、この本では、「糖質」と「炭水化物」をあまり区別せず、使用しています。本来は「炭水化物」には「糖質」に「食物繊維」が加わります。食事の場合は「炭水化物」を主に使いますが、毒性などについては「糖質」を使いました。

カバーに掲載した図は、この疾患の病因遺伝子から合成されるシトリンと名付けた、たんぱく質の構造と初期に発見した変異の場所を示しています（5.3.「いよいよ遺伝子発見」参照）。

2. シトリンとシトリン欠損症

2.1. シトリンとは

シトリン欠損症という病名は、全く新しいものです。「シトリン」という名前は、シトルリン血症を起こす原因遺伝子が作っているタンパク質に対して付けられた名前です。「シトルリン」というのはアミノ酸の一種で最初、スイカの果汁から見つけられました。「シトリン」と「シトルリン」は紛らわしいですが、別のものですので、区別してください。シトルリンは、その後、肝臓でのアンモニアの解毒に働く尿素合成系という代謝経路の中で働くアミノ酸であることがわかりました。さらに血中でこのシトルリンが非常に高濃度で存在する新生児の病気が見つかり、これにシトルリン血症という名前が付けられました。

ところで日本には、これとは別に主に、大人で肝機能が若干悪く、脳症状（意識異常や異常行動など）が出る病気が見つかり、肝脳疾患若年型、あるいは栄養障害型と呼ばれていました。この中に、血液中のシトルリンが正常より高い病気が見つかり、これもシトルリン血症だとなりました。

私たちは、この病気の患者さんの解析から、肝臓の中の尿素合成系に属し、シトルリンをアルギニノコハク酸というアミノ酸に変える酵素、アルギニノコハク酸合成酵素（argininosuccinate synthetase; ASS）が減少していることを見出しました。

しかし、新生児のシトルリン血症の肝臓の酵素とは全く違う異常でしたので、シトルリン血症には 2 種類あるという報告を 1980 年代初めにしました。 肝臓の ASS が異常な性質を持ち、うまく働かず、同じ異常が腎臓や脳などのほかの臓器でも見つかるのが新生児のシトルリン血症で、これには「質の異常型」という名前を付けました。

それに対して日本で、割に高頻度に観察される大人のシトルリン血症では、ASS 酵素の性質は正常と変わりませんが、肝臓での酵素の量が減少していたので、「量の異常型」と名づけました。

新生児の ASS 酵素異常は ASS の遺伝子に原因があります。これを古典型シトルリン血症、または今では略号で、CTLN1 と呼ばれます。一方、ASS 酵素タンパク量が少なくなる大人の病気の方は、成人発症II型シトルリン血症と名付けましたが、現在はCTLN2 と呼ばれています。

この病気の原因遺伝子を 20 年近く研究しましたが、なかなか見つかりませんでした。ASS 遺伝子には異常がありません。そのうちに遺伝学もどんどん進歩してきて分子レベルで解析が可能になり、ついに 1990 年代後半に、その遺伝子を見つけることができました（Kobayashi et al. Nat Genet 1999）。

その遺伝子が構造を決めているタンパク質は、ミトコンドリアの膜輸送体タンパク質の構造を持っていますが、機能は不明でした。そこで、我々の仲間でこの遺伝子を見つけるのに最も功績があった、故小林圭子先生（鹿児島大学医歯学総合研究科准教授）がこのたんぱく質に「シトルリン血症を起こす」という意味で「シトリン、citrin」という名前を付けました。

さらにその後、私たちは、イタリアのフェルディナンド・パルミエリー（Ferdinando Palmieri）教授とスペインのホルヒーナ・サトゥルステグイ（Jorgina Satrustegui）教授と共同で、このたんぱく質がミトコンドリア膜に存在し、ミトコンドリア内外のアスパラギン酸とグルタミン酸の交換反応を触媒する輸送体であることを明らかにしました。すなわち、このたんぱく質は機能的には aspartate glutamate carrier（AGC）ということになります（Palmieri e al. EMBO J 2001）。
なお、肝臓の ASS タンパク質が減少する機構はまだわかっていません。

2.2. シトリン欠損症

シトリン欠損症は、前の章で述べた成人発症II型シトルリン血症（CTLN2）とこれから述べる新生児期の新生児肝内胆汁うっ滞症（neonatal intrahepatic cholestasis caused by citrin deficiency; NICCD）が主な病気です。これ以外に、成長障害と脂質代謝異常を伴った疾患（failure to thrive and dyslipidemia caused by citrin deficiency; FTTDCD）や、さらには脂肪肝、膵炎、肝がんの原因にもなっています（Saheki and Kobayashi J Hum Genet 2002; Ikeda et al. Ann Intern Med 2004）。

すなわち、シトリン遺伝子（遺伝子名：*SLC25A13*）はCTLN2の病因遺伝子として発見されましたが、同じ遺伝子異常が、新生児の遅延性黄疸や血漿アミノ酸異常を示すNICCD、さらには、膵炎や肝がんの原因でもあることもわかりました。それらの疾患とシトリン欠損症の年齢との関連性、を合わせて図1に示します。

2.2.1. 成人発症Ⅱ型シトルリン血症（CTLN2）

　重症の肝臓疾患（肝不全）では血中アンモニアが上昇し、意識障害が現れ、異常な行動を起こします。かなり昔（1960年頃）から、検査結果では肝臓はそれほど悪くないのに肝不全と同じような意識障害や異常行動を起こす疾患に対して「肝脳疾患」という名前が付けられました。

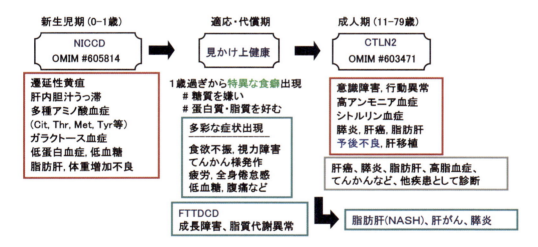

NICCD, neonatal intrahepatic cholestasis caused by citrin deficiency（シトリン欠損によって生じる肝内胆汁うっ滞症）；CTLN2, adult-onset type II citrullinemia（成人発症Ⅱ型シトルリン血症）；OMIM, Online Mendelian Inheritance in Man（Dr. Victor A. McKusickによって編集されたヒトの遺伝性疾患の分類番号）；FTTDCD, failure to thrive and dyslipidemia caused by citrin deficiency（中国の宋元宗教授によって名付けられた、成長障害と脂質代謝異常を伴う病態）；NASH, nonalcoholic steatohepatitis（非アルコール性脂肪肝炎）；Cit, citrulline（シトルリン）；Thr, threonine（スレオニン）；Met, methionine（メチオニン）；Tyr, tyrosine（チロシン）

図1．疾患概念の確立：「citrin 欠損症」の病態像

　「いつもの通勤の帰り道がわからなくなる」、「意味もなく体をゆすり始める」、「トイレと押入れを間違えて小用を始める」、「突然、裸になり走り出す」、「電話機をなめる」、「暴力をふるう」、などの意識障害による異常な行動が目立ちます。患者さんに聞くとそ

の時は全く覚えがない、意識がなかった、とのことです（15.2. 99ページ参照）。しかし、翌朝には、正常に戻るのが普通です。このように意識障害は一時的（一過性）であることも特徴です。表1にCTLN 2の特徴をまとめました。

表1. CTLN2の特徴

---

1. 症状：失見当識、錯乱、異常行動、痙攣、昏睡　（初期診断：てんかん、統合失調症、うつ病など）

2. 検査所見：高アンモニア血症（夕方〜夜間），シトルリン上昇、 アルギニン上昇、スレオニン / セリン比上昇、分枝アミノ酸（バリン、ロイシン、イソロイシン）低下、PSTI（pancreatic secretory trypsin inhibitor）高値

3. 肝臓特異的 ASS 蛋白低下（ASS 遺伝子正常）

4. 肝 PSTI 遺伝子発現亢進

5. 肝機能障害軽度、脂肪肝

6. 痩せ（90%: body mass index=BMI <20, 40%: BMI <17）

7. 既往歴・合併症：肝がん、膵炎、高脂血症

8. 食癖：糖質を嫌い、豆類・卵・牛乳・チーズ等蛋白・脂質を好む

9. 発症誘発因子：飲酒、服薬、感染、疲労、ストレスなど

10. 日本人に多発（中国人、その他にも発見されている）

11. 成人発症（20 〜 40 歳代に多発）、男女比（120 : 50）

13. 予後不良 → 肝移植：著効（32 例で施行）

14. 近親婚率：約 20% → 常染色体劣性の遺伝性疾患

　また昔からこの疾患の特徴は、ピーナッツや大豆を異常なほど大量に食べる、と言われていました。栄養調査から、最も重要な特徴は、炭水化物の摂取量が少ないことでした。症状は、甘いものを食べたり、炭水化物の多い食事を取ったり、さらには飲酒に伴って起こってくることがわかりました。なぜ、そうなるかについて、ある程度はわかってきましたので、後程、その機構についてお話しします（10.1. 73ページ）。

　検査では、血中アンモニアの上昇がみられ、これが先に述べた意識障害や異常行動の原因と考えられています。また、この病気の名前になっているように、血中のシトルリンが上昇します。しかしその上昇の程度は、高度ではなく、正常（20-40 nmol/ml）の範囲を超え、数10 nmol/ml から 1000 nmol/ml 程度までで、1000 nmol/ml 以上となる

ことが多いCTLN1ほど高くはなりません。この他にCTLN1では低下するアルギニンの値が、シトリン欠損症では高いのが特徴です。その他、分枝アミノ酸／芳香族アミノ酸の比（Fischer 比）の低下やスレオニン／セリン比の上昇などのいろいろなアミノ酸の変化（10.4. 67 ページ参照）もわかっています。

2.2.2. 新生児肝内胆汁うっ滞症（NICCD）

CTLN2 の病因遺伝子発見後に同じ遺伝子によっておこる新生児・小児の病態に対して、NICCD という病名が付けられました（Tomomasa et al. J Pediatr 2002; Tazawa et al. J Pediatr 2002; Ohura et al. Hum Genet 2002）。

病気が診断されるのは、主に2つの場合があります。1つは新生児期に新生児マススクリーニングで発見される場合です。新生児マススクリーニングは、先天代謝異常症を早期に発見するために行われる検査法です。以前はガスリー法という微生物の生育状況から診断する方法が用いられていました。この方法では限られた疾患しか診断できなかったのですが、現在は、マスクロマトグラフィーという物質の質量を検出する方法が使われるようになり、一度に非常に多くの物質を検出し、その量を測ることができるようになりました。この新生児マススクリーニング法で新生児の足の裏から血液を一滴採取し、ろ紙に吸着し、これから血液中に含まれる物質を溶かし出しサンプルとし、どんな物質が増えているかを検討します。この方法で調べると、フェニルケトン尿症やチロシン血症、高メチオニン血症などのいろいろな先天代謝異常症が診断できます。

シトリン欠損症の新生児では、この検査でいろいろな疾患を持っているような結果が出て来ることがあります。しばしば、チロシンやメチオニンやスレオニンなどの多くのアミノ酸が増えています。その中でも特にシトルリンが高くなっています。

この他にガラクトース血症の原因物質であるガラクトースも高濃度で見つかったり、$α$-フェトプロテインという胎児期に多く存在する血漿たんぱく質も高濃度で見つかったりします。また同時に胆汁中に含まれる胆汁酸が血中に高くなっています。

もう1つは、この時期には病気が見つからず、3−5か月齢になって黄疸がなかなか治らない、という症状で見つかる乳児も多くいます。黄疸があると、胆道が閉塞し、緊

急に手術を必要とする胆道閉鎖症と区別する鑑別診断が必要になります。この両者（新生児マススクリーニングで発見される病態と遅延性黄疸で発見される病態）を含めて新生児肝内胆汁うっ滞症（NICCD）と呼ばれます。

2.2.3. そのほかの病態

　上記の２つの病態が主ですが、それ以外にも、学童期に成長障害を起こし、低血糖症を起こした症例があり、同様と思われる症例を含めて中国広州の宋元宗（Yuan Zong Song）先生らは脂質代謝異常と成長障害を持つシトリン欠損症（failure to thrive and dyslipidemia; FTTDCD）と名付けました（Song et al. Int J Mol Med. 2011）。学童期の成長障害は高糖質の給食が食べられないのですが、無理して高糖質食を食べることで食欲不振、疲れ、胃腸障害などを起こすことから生じると考えられます。また、この時期では低血糖が主症状となることも多いようです。

　脂肪肝は、以上のいずれの病態でも高頻度に観察されます。脂肪肝、特に NASH と呼ばれる、アルコールを飲んでいない人の脂肪性肝炎（non-alcoholic steatohepatitis）は将来肝がんに発展することから現在注目されている病態です。CTLN2 の脂肪肝は NASH と変わりないと報告され（Takagi et al. J Hepatol 2006）、実際に CTLN2 では、若い時期に肝がんを併発する症例が発病者の 10％以上に見られています。また、膵炎は 20％に見られると報告されています（Ikeda et al. Ann Intern Med 2004）。

3. シトリン欠損症を理解するために必要な生化学の基礎知識

　なぜ、糖質を多量に摂取すると病気が悪くなるのか、どんな治療法が理にかなっているのか、などを理解するには最低限の生化学と遺伝学の基礎知識が必要ですし、生化学と遺伝学の知識があれば、この病気の理解を深めることができるでしょう。まずは生化学、特に物質の変化（代謝）について学びましょう。

3.1. 代謝とは

　代謝（metabolism）とはからだの中に入ってきた食物や薬などがどのように分解され、またどのようにからだに必要な物質に変換されるかの過程をいいます。またこの過程でからだに必要なエネルギーも産生されます。図2に示すように、糖質の元素組成は炭素（C）と酸素（O）と水素（H）ですので、体内で代謝されると最終的には炭酸ガス（CO_2）と水（H_2O）になり、同時にエネルギーを産生します。この過程を異化（catabolism）といいます。脂質の組成も糖質と同様に炭素と酸素と水素ですので、炭酸ガスと水とエネルギーを生じます。たんぱく質はチッソ（N）を含むので、特異なチッソの代謝が加わります。

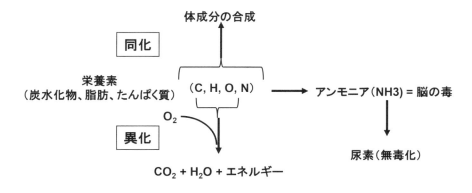

図2．体内での物質の変化（代謝）

一方、摂取した栄養素から、体内で必要なたんぱく質や貯蔵される脂肪やグリコーゲンなどが合成されます。この過程を同化（anabolism）といいます。

3.2. それぞれの栄養素の代謝の特徴

でんぷんなどの多糖類は消化によってその成分であるブドウ糖（グルコース）になります。グルコースは、解糖系を経てトリカルボン酸サイクル（TCA サイクル）で炭酸ガスが生じ、最後に水と、エネルギーである ATP が電子伝達系と酸化的リン酸化の過程で産生されます。

主な脂肪である中性脂肪は脂肪酸とグリセロールからできていて、同じく炭酸ガスと水になり、エネルギーを産生します。

たんぱく質はアミノ酸がペプチド結合で連なった高分子化合物で、炭素、酸素、水素のほかにチッソ（N）を含んでいます。チッソはアミノ酸のアミノ基を形成していますが、体内ではアンモニア（NH_3）に変わります。アンモニアは脳の毒で、肝臓で尿素（$CO(NH_2)_2$）に変換され無毒な物質になります。

一方、低分子のグルコースから体内ではグリコーゲンが合成され、肝臓や筋肉に蓄えられます。脂肪もグルコースの分解に伴い、合成され、筋肉や脂肪細胞に蓄えられます。アミノ酸からは体たんぱく質が合成されます。さらに、核酸や、クレアチン、神経伝達物質などが合成されます。

3.3. 解糖系（図 3）

糖質の大部分はグルコースがつながった多糖類で、消化酵素によって分解され、グルコース（ブドウ糖）になって腸管から吸収されます。グルコースはいろいろな臓器・組織・細胞に至り、分解され、エネルギー（ATP）を産生します。

その最初の過程が解糖系です。解糖系は、どの細胞にも存在する最も基本的な代謝経路です。細胞内では無構造の細胞質（cytosol）に存在します。この経路では、炭素が 6 個からなる六炭糖のグルコース（$C_6H_{12}O_6$）が、炭素 3 個のピルビン酸（$CH_3COCOOH$）

または乳酸（CH₃CH（OH）COOH）にまで分解されます。この過程では炭酸ガスや水を生じません。分解も中途半端で6個の炭素を含むグルコースから3個の炭素を含む物質2個が生じるという過程です。この過程で生じるATPの数も少ないのです。

しかし、酸素のない条件下（たとえば、100m疾走時やミトコンドリアのない赤血球での代謝など）でのエネルギー産生系になります。昔、この過程は酵母細胞などを使って研究されました。

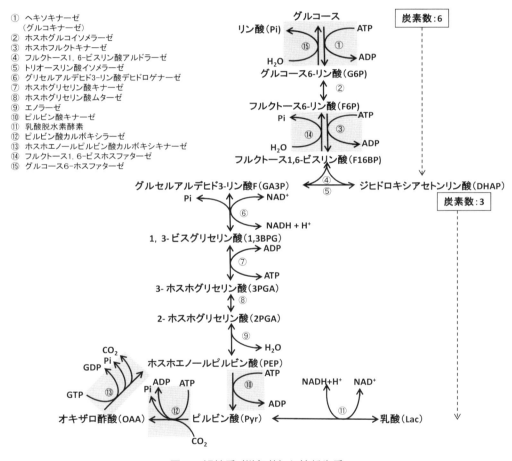

図3. 解糖系（嫌気的）と糖新生系

＊両方向性の矢印は可逆的反応で、解糖系としても、逆向きの糖新生系としても働く。一方向性の矢印は、それぞれの正逆2反応は別の酵素によって触媒され、また調節部位（酵素）となっている。

酵母の場合、有名なのはアルコール発酵で、この経路の最終産物は乳酸ではなく、炭酸ガスとエタノール（C_2H_5OH）です。

　昔は、生きた細胞がないと発酵は起こらないと考えられていました。しかし、酵母をすりつぶして細胞のない条件（無細胞系）でも発酵が起こることがわかり、化学物質レベルの研究ができるようになりました。

　この過程を進める物質が研究され、その主体は、化学反応を触媒する作用を持つ、たんぱく質でできた酵素によることがわかりました。しかし、高分子のたんぱく質だけだと発酵が起こらないこともわかり、低分子物質の必要性が発見されました。その中には、ATP や ADP、それにリン酸やマグネシウムがあります。これらはグルコースをリン酸化してこの過程が始まることや ATP の産生に関係します。

　さらにもう１つ重要な物質が見つかりました。それがニコチンアミドアデニンジヌクレオチド（NAD；エヌエイディー）です。NAD はビタミン B 群のニコチン酸、ニコチンアミドから作られ、酵素の役割を補う物質、補酵素（coenzyme）です。

　NAD は酸化還元反応に関わる非常に大切な物質です。グルコースは ATP からリン酸を受け取りグルコース 6-リン酸（G6P）となり代謝されます。その代謝中に酸化過程（図3⑥）があり、そこで、NAD が必要となります。

　NAD には酸化型の NAD^+ と還元型の NADH が存在します。解糖系の三炭糖リン酸の酸化反応で NAD^+ が還元され、NADH および H^+（水素イオン；プロトン）が生じます。この NADH は嫌気的条件下ではピルビン酸の還元に使われ、乳酸が生じます。

　解糖系、または発酵過程はグルコースの部分的な分解ですので、エネルギーである ATP も１分子のグルコースが２分子の乳酸になる間にたった２分子しか産生されません（２か所で ATP が使われ２か所で ATP が合成される。消費は六炭糖の段階で、合成される過程が三炭糖２分子からなので、収支として２分子の ATP 合成となります）。

　なお、グルコース 6-リン酸からグリコーゲンの合成経路があり、また、核酸合成に必須のリボース 5-リン酸と合成反応で還元剤として使われる NADPH を産生するペン

トースリン酸回路が始まります。

3.4. TCA（トリカルボン酸）サイクル

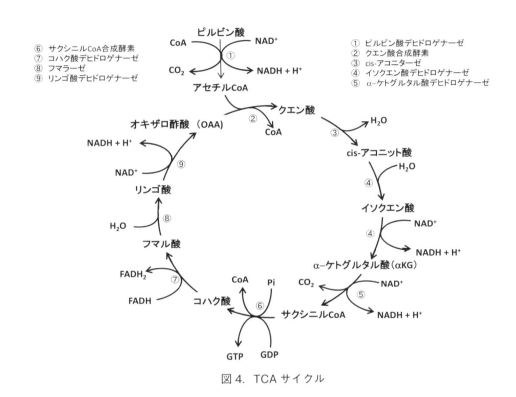

図4. TCA サイクル

　解糖系はピルビン酸または乳酸になるまでの過程ですが、乳酸の前のピルビン酸は、細胞内の小器官であるミトコンドリアに取り込まれ、次の完全分解過程に入ります。この過程で、ピルビン酸は炭酸ガスと水素に完全分解されます。この過程にはカルボキシル基を3個持つ有機酸（tricarboxylic acid）が多く出てきて、サイクル状の代謝系になっているので、TCAサイクルと呼ばれます。または、発見者の名前を付けてクレブス（Krebs）サイクルとも呼ばれます。

　水素を受け取るのは、主にNADです。サイクルに入る前にピルビン酸はアセチルCoAに変換されます。この反応で、ピルビン酸の分解で生じる水素はNAD^+に結合してNADHになります。この時水素の1原子は水素イオンH^+になります。また、TCAサイクルでは、ビタミンBの一種（ビタミンB_2）、リボフラビンから合成されたフラビ

ンアデニンジヌクレオチド（FAD）も必要で、$FADH_2$ を生じます。ピルビン酸はこのサイクルで完全に分解されます。ピルビン酸の分解は全体として、

$$CH_3COCOOH + 3H_2O \rightarrow 3CO_2 + 10H$$

という反応が起こります。この中で、10H は 4 分子の（$NADH+H^+$）と 1 分子の $FADH_2$ が生じます。この過程ではまだエネルギーとしては、ATP と類似で、ATP に変換可能な GTP が 1 分子出来るだけですが、次の過程で大量の ATP を産生します。

なお、TCA サイクルはエネルギー産生系として重要なだけでなく、脂肪酸合成（アセチル基）、各種の非必須アミノ酸（ピルビン酸→アラニン、α-ケトグルタル酸→グルタミン酸など）の合成、その他、ヘム（サクシニル CoA）などの生体物質の合成にもその素材を提供するという役割も持っています。

3.5. ビタミンと補酵素

これまでに述べた代謝系には、すでに多くの補酵素が出てきています。酵素の作用を助ける補酵素はビタミンから合成されたものが多くあります。NAD は酸化還元酵素の補酵素ですが、ニコチン酸、ニコチン酸アミド、またはアミノ酸のトリプトファンから合成されます。同じく酸化還元酵素の補酵素の FAD はビタミン B_2 由来です。アセチル CoA の CoA はパントテン酸から合成されます。CoA は、このほか、脂肪酸の分解において重要です。ピルビン酸から脱炭酸反応でアセチル CoA ができる過程では、CoA と NAD 以外にもビタミン B_1 由来のチアミンピロリン酸、リポ酸が関与しています。アミノ酸代謝にはビタミン B_6 から合成されたピリドキサルリン酸が重要な働きをしています。

3.6. 電子伝達系と酸化的リン酸化

図 5 に示すように、NADH に含まれる電子を、数種の、ヘムを含むチトクロームに受け渡していき、最後にチトクローム酸化酵素（複合体Ⅳ）によって酸素に渡し、水（H_2O）を生じる過程が電子伝達系です。この過程に酸化的リン酸化過程が、歯車がかみ合ったように共役（coupling）しています。この過程はミトコンドリアの内側の膜

（内膜）上に存在します。電子伝達系が働くと、プロトン（H^+）がミトコンドリア外に一方向性に運び出されます。その結果、ミトコンドリアの内外でプロトンの勾配ができ外側が酸性になります。

　酸化的リン酸化過程では ADP とリン酸から ATP が産生されます。この過程では、電子伝達系でミトコンドリア外に放出されることでできたプロトンの勾配がエネルギーとして、ADP とリン酸から ATP が ATP 合成酵素によって合成されます。この過程が共役しているということです。電子伝達系で 1 分子の NADH からは 3 分子の ATP が、$FADH_2$ からは 2 分子の ATP が産生されます。1 分子のピルビン酸からは 14 分子（4×3 + 1×2 = 14）の ATP が産生されます。先に出てきた GTP は容易に ATP に変換されますので、15 分子の ATP が産生されることになります。解糖系では 2 分子の ATP が産生されるだけなので、ミトコンドリアがいかに効率のよいエネルギー産生工場であるかがわかります。

　グルコースからの計算では、ピルビン酸または乳酸は 2 分子産生され、ピルビン酸から乳酸になるときに NADH を 1 分子使用しています。ですから、ピルビン酸がミトコンドリアに入ると解糖系で生じた NADH が残っています。この NADH は細胞質にあり、直接はミトコンドリアへは輸送できません。そこで、この NADH の水素は他の物質に変換されてからミトコンドリアに運ばれます。次の項で述べますが、この過程にはシトリン、すなわち、アスパラギン酸グルタミン酸輸送体（AGC）が関与します。

　ここでは NADH がミトコンドリアに運ばれたとしますと三炭糖リン酸の酸化反応で生じる 1 分子の NADH からは 3 分子の ATP ができます。そこで、トータルで 1 分子のグルコースからは、ピルビン酸と NADH をそれぞれ 2 分子ずつ生じ、2 + 2×3 + 2×15 = 38 分子の ATP が産生することになります。

　電子伝達系に関与するチトクローム（cytochrome）の名前の由来は、細胞 cyto の色素 chrome ということで、細胞の赤い色はチトクロームのヘムによります。チトクロームは電子の受け渡しに伴い、ヘムの中の鉄の電荷が 3 価と 2 価の間を行き来します。

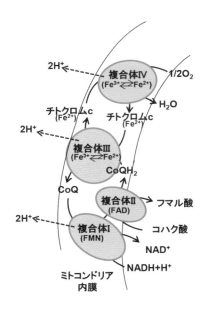
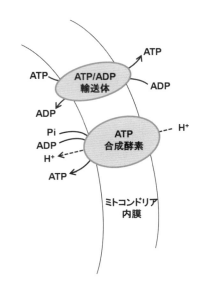

図5. 電子伝達系と酸化的リン酸化

複合体I：NADH CoQ レダクターゼ（FMN）
複合体II：コハク酸デヒドロゲナーゼ（FAD）
複合体III：CoQ チトクロムc レダクターゼ（チトクロムc_1）
複合体IV：チトクロムc オキシダーゼ（ヘムa+ヘムa_3）

　なお、繰り返しになりますが、酸化的リン酸化の過程では、電子伝達系でプロトンがミトコンドリアの外に運ばれ、ミトコンドリア内外で、プロトンの勾配ができます。このプロトン勾配をエネルギーとしてATPが産生されるのです。また、ADPのミトコンドリアへの輸送（ATP ADP 輸送体）にもプロトンが必要なことから、現在は、NADHからは2.5個、$FADH_2$からは1.5個のATPが産生される、ということになっています。ここでは単純化して従来の計算法で示しました。なお新しい計算ではグルコースからのATP産生量は32個になります。また、次に述べるグリセロリン酸シャトルを用いると30個になります。

3.7. リンゴ酸アスパラギン酸シャトルとグリセロリン酸シャトル

　上に述べましたようにNADHそのものはミトコンドリアの膜を通過できません。そこで、NADHの還元当量（等しい量の還元力）をほかの物質に変換し、これらをミトコンドリアと細胞質間で輸送して、実質、NADHをミトコンドリア内に輸送した形にしています。このいわゆるNADHシャトルには2種の系があります。1つは、リンゴ酸アスパラギン酸シャトル（malate aspartate shuttle；図6）で、もう1つがグリセロ

リン酸シャトル (glycerophosphate shuttle；図7) です。

3.7.1. リンゴ酸アスパラギン酸シャトル malate aspartate shuttle

図6に示すように、この代謝経路は少し複雑です。しかし、この経路にシトリンが関係しているので重要です。図を見て理解してください。まず、細胞質でNADHを使ってオキザロ酢酸（oxaloacetate; OAA）が還元され、リンゴ酸が産生されます。この反応を触媒する酵素（③）はリンゴ酸脱水素酵素 malate dehydrogenase（MDH）です。

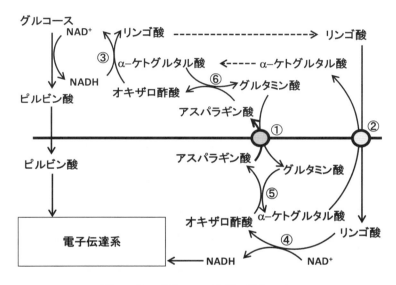

図6. リンゴ酸アスパラギン酸シャトル

① シトリン (AGC)
② リンゴ酸α-ケトグルタル酸輸送体(MKC)
③ 細胞質リンゴ酸デヒドロゲナーゼ(cMDH)
④ ミトコンドリアリンゴ酸デヒドロゲナーゼ(mMDH)
⑤ ミトコンドリアアスパラギン酸アミノトランスフェラーゼ(mAST)
⑥ 細胞質リンゴ酸デヒドロゲナーゼ(cAST)

リンゴ酸はミトコンドリア膜に存在するリンゴ酸α-ケトグルタル酸（αKG）輸送体（malate α-ketoglutarate carrier；図6-②）によってミトコンドリア内に輸送されます。このとき、同時に逆方向にα-ケトグルタル酸がミトコンドリア内から細胞質に輸送されます。α-ケトグルタル酸はのちほど細胞質で使われます。

ミトコンドリア内でリンゴ酸は細胞質とは逆の反応でオキザロ酢酸を生じ、この時NADHが再生されます。この反応（図6-④）はミトコンドリアに存在するMDHによって触媒されます。この過程はNADHをミトコンドリア内に運び込んだと同じ結果になります。再生されたNADHは電子伝達系で酸化され酸化的リン酸化過程でATPを産生します。

　これで終わりではなく、生じたオキザロ酢酸を、細胞質に戻す必要があります。しかし、オキザロ酢酸はミトコンドリア膜を通過できません。そこでオキザロ酢酸は、アスパラギン酸アミノ転移酵素（aspartate aminotransferase; AST；図6-⑤）の作用によって、グルタミン酸との反応で、アスパラギン酸に変換されます。

　続いてアスパラギン酸は、シトリン、すなわちアスパラギン酸グルタミン酸輸送体（図6-①）の作用によって細胞質に運ばれます。細胞質では逆反応でアスパラギン酸は先にミトコンドリアから運ばれてきたα-ケトグルタル酸との反応で、オキザロ酢酸を再生し、グルタミン酸を生じます（図6-⑥）。生じたグルタミン酸はアスパラギン酸と交換でミトコンドリアへシトリン（図6-①）によって運ばれ、すべての物質移動は化学量論的（stoichiometric）に収支が得られます。

3.7.2. グリセロリン酸シャトル glycerophosphate shuttle（図7）

　解糖系のメンバーであるジヒドロキシアセトンリン酸（dihydroxyacetone phosphate；DHAP）はNADHを補酵素とする細胞質の酵素（cytosolic glycerol 3-phosphate dehydrogenase; cGPD）によってグリセロール3-リン酸（G3P）に還元され、生じたグリセロール3-リン酸はミトコンドリア膜に存在するグリセロール3-リン酸脱水素酵素（mitochondrial glycerol 3-phosphate dehydrogenase; mGPD）によってもとのジヒドロキシアセトンリン酸に帰ります。mGPDはFADを補酵素とし、FADはミトコンドリア内膜内面上にあり、受け取った水素を電子伝達系に渡し、ATPを2分子生じます。

3.7.3. どの臓器にリンゴ酸アスパラギン酸シャトルとグリセロリン酸シャトルが存在するのか（図7）

リンゴ酸アスパラギン酸シャトルは肝臓や心臓、神経系などで強い活性を示します。一方、グリセロリン酸シャトルは褐色脂肪細胞や筋肉などで強い活性を示します。ここで、本疾患、およびマウスモデルとの関連で重要なことは、図7に記したように、ヒトの肝臓ではリンゴ酸アスパラギン酸シャトルが主で、グリセロリン酸シャトルは非常に低い活性しかないことです。だから、リンゴ酸アスパラギン酸シャトルが働かないと、細胞質NADHのミトコンドリアへの輸送がうまく行かないことになります。

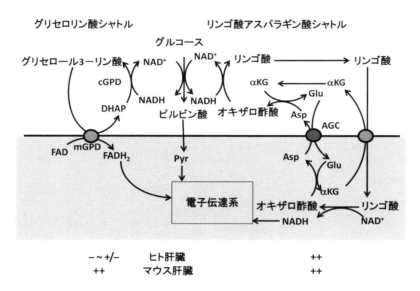

図7. グリセロリン酸シャトルとリンゴ酸アスパラギン酸シャトルのヒトとマウスの違い
αKG, α-ケトグルタル酸；Asp, アスパラギン酸；DHAP, ジヒドロキシアセトンリン酸；Glu, グルタミン酸

しかし、マウスの肝臓では、グリセロリン酸シャトルもリンゴ酸アスパラギン酸シャトルとほぼ同程度の活性があるので、リンゴ酸アスパラギン酸シャトルが働かなくても、グリセロリン酸シャトルが代行して、細胞質にNADHは蓄積しません。これが当初、症状を示すマウスモデルを作成できなかった理由になります（7. 59ページ参照）。

3.8. アミノ酸代謝とアンモニアの解毒（尿素サイクル）

3.8.1. アミノ酸、ケト酸の代謝

　たんぱく質の成分であるアミノ酸は、チッソを含むアミノ基が取り外されるとα-ケト酸（アラニンの場合はピルビン酸、グルタミン酸の場合はα-ケトグルタル酸が相当する）となります。アミノ酸から生じるα-ケト酸は、それぞれ代謝され、いずれも最終的にTCAサイクルのメンバーとなり、炭酸ガスと水を生じ、エネルギーを産生します（図8）。あるいは、糖新生、またはケトン体産生経路を経て、グルコースまたはケトン体に変換され、肝臓から放出され、末梢組織でエネルギーに変換されます。

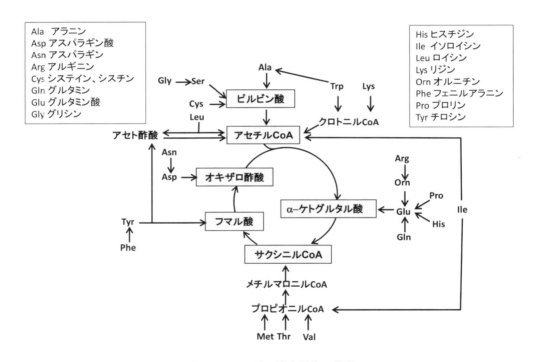

図8. アミノ酸の炭素骨格の代謝

　TCAサイクル中間体となるアミノ酸は、中間体を経由してグルコースを合成できますので、糖原性アミノ酸（glucogenic amino acids）といい、アセチルCoAとなるアミノ酸はケトン体になりますので、ケト原性アミノ酸（ketogenic amino acids）と呼ばれます。

アミノ基を取り外す主な酵素はアミノ基転移酵素（aminotransferase; transaminase; 図9のTA）です。代表的なアミノ転移酵素は、アスパラギン酸アミノ転移酵素（aspartate aminotransferase; glutamic oxaloacetic transaminase; AST; GOT）とアラニンアミノ転移酵素（alanine aminotransferase; ALT; GPT）です。前者は、リンゴ酸アスパラギン酸シャトルの一員でもあります。細胞質とミトコンドリアのASTは酵素たんぱく質構造、遺伝子が異なり、そのような酵素はアイソザイム（isozyme）と呼ばれます。

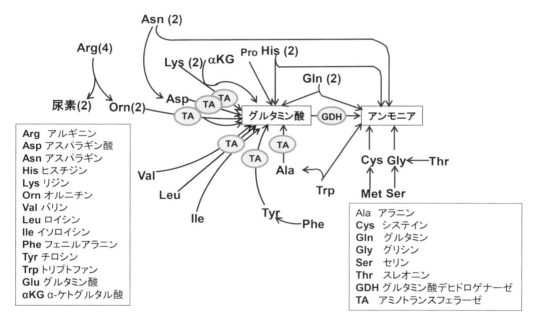

図9. アミノ酸からのチッソの離脱
（カッコ内はチッソの数）

多くのアミノ基転移酵素は、アミノ基の受容体としてα-ケトグルタル酸を使用しています。そこで、アミノ酸のアミノ基はグルタミン酸に集められます（図9）。グルタミン酸は、酸化的にアミノ基が外されてアンモニアを生じます。また、アスパラギン酸アミノ転移酵素を使用してグルタミン酸のアミノ基はアスパラギン酸になります。

このように取り外されたアミノ基はアンモニアとアスパラギン酸を経て、肝臓で尿素に合成され無毒化されます。この過程（図10）は、尿素サイクル（urea cycle）と呼ばれます。

3.8.2. 尿素サイクル

アンモニアは重炭酸（HCO3⁻）との反応でカルバモイルリン酸（carbamoyl-phosphate）が合成されます（カルバモイルリン酸合成酵素；carbamoylphosphate synthetase 1; CPS1）。この過程では 2 分子の ATP を使用します。

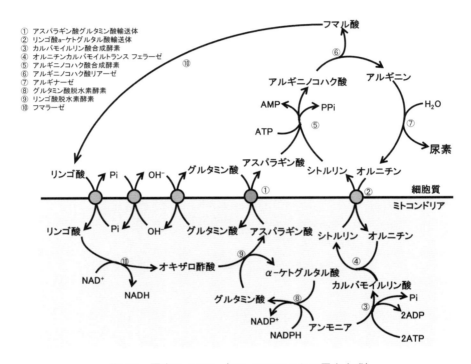

図 10. 尿素サイクル（アンモニアからの尿素合成）

その後、オルニチン（ornithine）との反応で、シトルリン（citrulline）を生じます（オルニチンカルバモイル転移酵素；ornithine carbamoyltransferase; OCT）。この 2 過程はミトコンドリア内で行われます。

生じたシトルリンはミトコンドリア膜に存在するオルニチン輸送体（ornithine transporter）の作用でオルニチンと交換に細胞質に出ていきます。一方、アスパラギン酸はシトリン、すなわち、AGC の作用でグルタミン酸と交換で細胞質に出ていきます。細胞質でアスパラギン酸とシトルリンから、ATP を AMP とピロリン酸に分解するエネルギーを使ってアルギニノコハク酸（argininosuccinate）が合成されます。この

酵素がアルギニノコハク酸合成酵素（argininosuccinate synthetase; ASS）です。

その後はアルギニノコハク酸開裂酵素（argininosuccinate lyase; ASL）によってアルギニノコハク酸は、アルギニンとフマル酸に開裂し、アルギニンはアルギナーゼ（arginase）によって加水分解され、尿素（urea）を生じ、オルニチンを再生します。フマル酸はリンゴ酸となり、ミトコンドリアに輸送され、オキザロ酢酸を再生します。

細胞質でアスパラギン酸を合成することは可能です（図30. 73ページ参照）。しかし、それには、オキザロ酢酸を細胞質で再生する必要があります。そのためには、リンゴ酸からオキザロ酢酸再生時に生じるNADHをどう処理するかが問題になります。この反応はリンゴ酸アスパラギン酸シャトルでは逆向きになっていることに注目してください。すなわち、細胞質で、アスパラギン酸合成とリンゴ酸アスパラギン酸シャトルの2大謝過程は同時には働くことができません。一般の生化学の教科書ではこの辺りの記載がいい加減になっています。

3.9. 脂肪酸分解

脂肪ではグリセロールの3個の水酸基と3分子の脂肪酸のカルボキシル基が結合したトリグリセリド（triglyceride）がエネルギーとなる主な成分です。消化吸収過程で、トリグリセリドは消化酵素であるリパーゼ（lipase）の作用で脂肪酸とグリセロールに分解します。消化・吸収には胆汁酸を必要とします。

小腸粘膜細胞に取り込まれた後、細胞内で再び、トリグリセリドに合成され、リポタンパク質を持つキロミクロン（chyromicron）の中に取り込まれます。キロミクロンは、リンパ管に入り、鎖骨下静脈から血管内に入ります。キロミクロンは、全身を回って、脂肪細胞や筋肉に取り込まれます。取り込みにはインスリンを必要とし、リポプロテインリパーゼ（lipoprotein lipase）によってトリグリセリドは分解され、細胞内に取り込まれます。細胞内で再び、トリグリセリドに合成され、蓄積されます。エネルギーが必要な場合は脂肪酸 β-酸化経路で分解されます（図11）。キロミクロンは脂肪の含量が多く、リポタンパク質の中では一番軽くて大きな粒子です。食後に採血すると血液の上に脂肪がたまってきます。これがキロミクロンです。

β-酸化はミトコンドリア内で行われます。脂肪酸が活性化されミトコンドリア内に取り込まれる[第1段階]では、まずはミトコンドリア外でATPの分解エネルギーを使って脂肪酸はCoAを結合して脂肪酸アシルCoAに合成されます。

つぎに、ミトコンドリア膜を通過させるためにビタミンに準じるカルニチンが必要です。脂肪酸アシルカルニチンがミトコンドリアに取り込まれ、再び、脂肪酸アシルCoAとなります。
　カルニチンパルミトイルトランスフェラーゼⅠが脂肪酸分解系の調節酵素です。

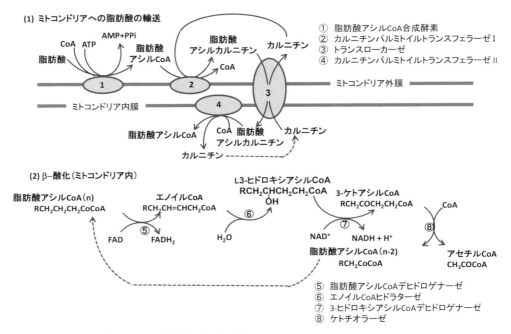

図11. 長鎖脂肪酸のβ-酸化
（短鎖および中鎖脂肪酸では(1)の過程が必要ない）

このミトコンドリア膜を通過させる過程で、カルニチンが必要なのは長鎖の脂肪酸で、中鎖脂肪酸、短鎖脂肪酸は、アシルCoAとなれば、カルニチンを必要とせず、ミトコンドリア内に入りβ-酸化を受けます。

その後、[第2段階]のβ-酸化を受けます。
　β-酸化とは、CoAと結合したカルボキシル基側から2つ前（β-位；または3位）の

34

炭素が酸化され、炭素2個がアセチルCoAとしてはずれ、新しくできたカルボキシル基にCoAが結合し、2つ炭素が短い脂肪酸アシルCoAとなり、さらにこのサイクルを繰り返して炭素鎖が短くなっていく過程です。

　この過程の酸化には FAD と NAD^+ が必要で、$FADH_2$ と NADH を生じ、これらは先に述べた電子伝達系と酸化的リン酸化の系で代謝され、水と ATP を生じます。脂肪酸アシル CoA の酸化過程は、TCA サイクルでのコハク酸からオキザロ酢酸までの過程と同じ化学変化です。確認してください。アセチル CoA は TCA サイクルでさらに代謝されます。

　以上の過程で脂肪酸は完全分解され、炭酸ガスと水と ATP を生じます。炭素鎖18個のパルミチン酸からだと7回のβ-酸化によって8分子のアセチル CoA と7分子の$FADH_2$ と7分子の$NADH_2$ を生じます。

　肝臓では、このような代謝で生じるアセチル CoA から、ミトコンドリアの中でアセト酢酸やβ-ヒドロキシブチル酸、さらに脱炭酸してアセトンを生じます。これらはケトン体といいます。前2者は血流を介して他臓器に至り、アセチル CoA に帰り、TCA サイクルで代謝され、エネルギーを産生します。

3.10. グルコース、アミノ酸、脂肪酸の合成

　以上は、グルコース、アミノ酸、脂肪酸の分解によるエネルギー産生系について話しましたが、もちろん、合成系も存在します。

3.10.1. 糖新生系

　嫌気的解糖で生じた乳酸、アミノ酸の分解で生じたケト酸、脂肪の分解で生じたグリセロールなどからグルコースは合成されます。この経路を糖新生系（gluconeogenesis）といいます（図3）。合成の場は、主に肝臓です。乳酸からの糖新生では、乳酸からピルビン酸になる過程で生じる NADH の処理の関係からシトリン（AGC）が必要となります。その理由は次のとおりです。

図3では細胞質とミトコンドリア間の代謝中間体の移動は書かれていません。が、正確には以下のような中間体の移動があります。ピルビン酸がミトコンドリアに入り、ピルビン酸カルボキシラーゼ pyruvate carboxylase の作用でオキザロ酢酸となります。生じたオキザロ酢酸がミトコンドリアを出るにはリンゴ酸となって、リンゴ酸 α-ケトグルタル酸輸送体で輸送されるか、アスパラギン酸となり、シトリン（AGC）で輸送されるかの2つの経路が存在します。

　リンゴ酸としてミトコンドリアを出る場合には、細胞質でオキザロ酢酸となる時、NADH を生じます。糖新生経路では、グリセルアルデヒド3-リン酸脱水素酵素の逆反応で、1分子の NADH を消費しますが、乳酸から出発して、この経路を通ると NADH が2分子生じることになり、化学量論的（stoichiometric）に成り立ちません（収支が合わない）。そこで、オキザロ酢酸は、ミトコンドリア内でアスパラギン酸となり、シトリンを介して細胞質に出て、オキザロ酢酸に再変換される経路を通らないといけないのです。ここに糖新生系におけるシトリンの役割があります。

　グリセロールはリン酸化された後に糖新生系に入っていきます。この場合もグリセロール3-リン酸からジヒドロキシアセトンリン酸になる時に、ヒト肝臓では、前述のようにミトコンドリアグリセロール3-リン酸脱水素酵素（mGPD）活性が低いため、細胞質のグリセロール3-リン酸脱水素酵素（cGDP）を経ると NADH を生じるので、リンゴ酸アスパラギン酸シャトルが働いていないとグルセロールからの糖新生は阻害されます。

3.10.2.　アミノ酸の合成

　アミノ酸は、栄養学的には、2種類に分類されます。
　1つは、必須アミノ酸（体内で合成できないので、食品から摂取しなければいけないアミノ酸：バリン、ロイシン、イソロイシン、リジン、ヒスチジン、フェニルアラニン、トリプトファン、メチオニン、スレオニン、幼若期にはアルギニンも加わる）で、他方は、非必須アミノ酸（チッソ源と解糖系や TCA サイクル中間体から合成できるアミノ酸：グルタミン酸、アスパラギン酸、アラニン、グリシン、セリン、プロリン、グルタミン、アスパラギンなど、および必須アミノ酸があると合成できるアミノ酸：チロシン、システイン）です。

我々哺乳動物では、理論上、α-ケトグルタル酸とアンモニアと NADH を使ってグルタミン酸脱水素酵素の作用で、グルタミン酸が合成されます。続いて、グルタミン酸と解糖系や TCA サイクルで生じるケト酸とのアミノ基転移反応などによってその他の非必須アミノ酸を合成することができます。実際には食事中にたんぱく質・アミノ酸がないという状態はまずありえないので、アンモニアと α-ケトグルタル酸からのグルタミン酸の合成は起こっていません。

　アミノ酸は、タンパク合成の素材となるとともに、チッソを含む各種生体物質（プリン・ピリミジン塩基→核酸、クレアチン、神経伝達物質、カルニチンなど）合成の素材となります。

3.10.3.　脂肪酸の合成（図12）

　脂肪酸は、糖質の過剰摂取によって合成されます。グルコースはピルビン酸となった後、ミトコンドリアに入り、TCA サイクルの前半で、クエン酸になります。クエン酸はミトコンドリアから出て、細胞質で ATP クエン酸リアーゼ（ATP citrate lyase; ACL）によって、ATP の分解を伴い、再び、アセチル CoA とオキザロ酢酸になります。

　さらに ATP を使ってアセチル CoA は炭酸化酵素（acetylCoA carboxylase; ACC）によってマロニル CoA となります。続いて、脂肪酸合成酵素複合体の作用によって、マロニル CoA とアセチル CoA から2分子の NADPH を使い、脱炭酸を伴いながら、炭素4個の脂肪酸（ブチル酸）が酵素表面にできます。その後はブチル化された酵素とマロニル CoA から炭素6個の脂肪酸ができる、というようにして炭素鎖を伸ばしていきます

　脂肪酸分解は細胞質で始まり、ミトコンドリアで行われるのに対し、脂肪酸合成はミトコンドリアで始まり細胞質で行われます。このようにして合成と分解の過程が分離されています。炭酸ガスを固定し、その固定した炭酸ガスを再び放出することで反応を前に進めていることも注目に値します。

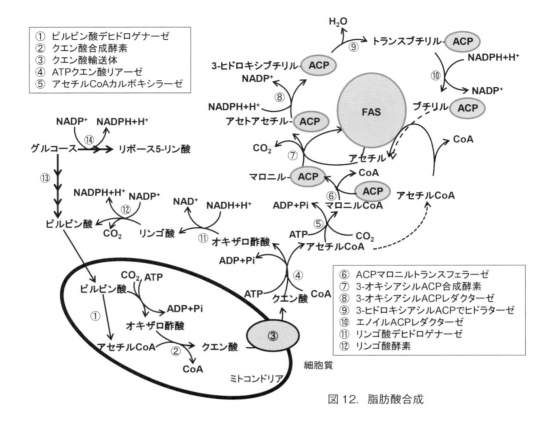

図 12. 脂肪酸合成

3.10.4. クエン酸リンゴ酸シャトルおよびクエン酸ピルビン酸サイクリング

　脂肪酸合成の経路は細胞質 NADH 還元当量をミトコンドリアへ輸送することもできます。この経路をリンゴ酸クエン酸シャトルといいます。

　図 13［A］に示すように細胞質で生じるオキザロ酢酸がリンゴ酸に還元され、ミトコンドリアに戻り、ミトコンドリアでオキザロ酢酸になると、その結果は細胞質 NADH をミトコンドリアに輸送したことになります。

　また、リンゴ酸は、細胞質でピルビン酸と炭酸ガスに分解し、同時に NADPH を生じる、リンゴ酸酵素 malic enzyme に触媒される反応があります。この反応が進むと細胞質 NADH が NADPH に変換され、脂肪酸合成に直接使用できることになります（図 13［B］）。

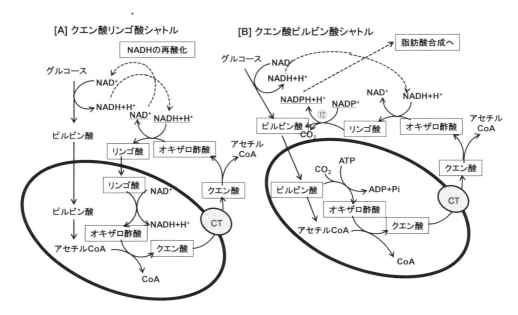

図13. クエン酸ピルビン酸シャトル [A] とクエン酸リンゴ酸シャトル [B]

　すなわち、脂肪酸合成トリグリセリド合成は細胞質NADH蓄積を解除できることになります。この経路はクエン酸ピルビン酸サイクリング、またはシャトルと呼ばれます。

　これら経路の重要性はあまり認識されていませんが、のちに紹介するシトリンとmGPDをノックアウトしたシトリン欠損症モデルマウスがなぜ、生存が可能なのかの1つの答えかもしれません。

4. シトリン欠損症を理解するために必要な遺伝学の基礎知識

4.1. 遺伝子と染色体

　遺伝子は、生体で合成されるタンパク質の構造、ならびにその合成量、合成時期（胎児期から成人期まで）、合成場所（どの細胞、どの臓器か）を決める情報が入っています。遺伝子自体は、核酸そのものです。核酸は、チッソを含む塩基と糖とリン酸からできています。糖は五炭糖で、リボースとデオキシリボースの2種類があります。リボースからできている核酸がリボ核酸（RNA）で、デオキシリボースからできている核酸をデオキシリボ核酸（DNA）と言います。

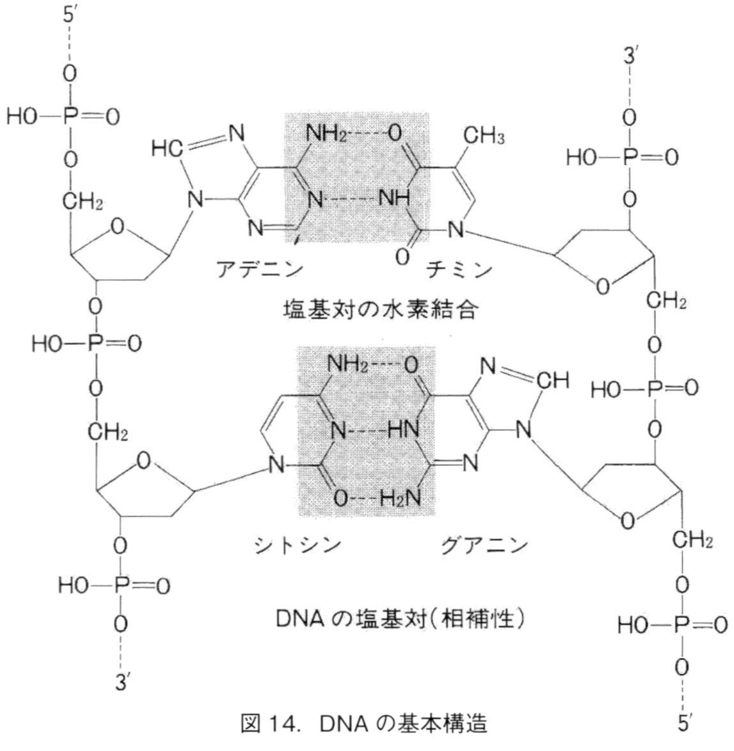

図14. DNA の基本構造

　遺伝子自体は DNA です。DNA の中の塩基には4種あり、アデニン（A）とグアニン（G）というプリン塩基と、チミン（T）とシトシン（C）というピリミジン塩基があります。DNA は通常二重らせん構造をしていて、その中心では、アデニンとチミン、

グアニンとシトシンがペアーで、水素結合という方法で結合し、二重らせん階段の階段を形成しています（図14）。2本の鎖は一方が下向き（右向き）の方向に対して他方は逆に上向き（左向き）の方向になっています。また、一方の鎖の塩基の並びが決まれば、他方の鎖の塩基も決まります。このことを鎖は相補的（complementary）であるといいます。

2本鎖DNAのそれぞれの鎖に相補的な鎖が合成されると同じ構造を持った2本鎖DNAが2本できます。これを複製といいます（図15）。DNA鎖の一方の相補的なRNAの鎖が合成されるとその塩基の並びはDNA鎖のもう一方の鎖の並びと同じです。ただしTはRNA鎖の中ではU（ウラシル）に代わっています。DNA鎖のmRNA、rRNA、tRNAの塩基の並びになります。この過程を「転写」といいます。このmRNAの塩基の並びがタンパク質のアミノ酸の配列を決定します。この過程を「翻訳」と言います。

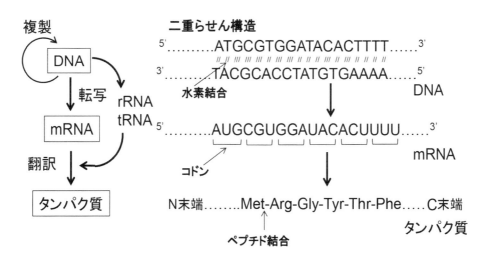

図15. 遺伝情報の流れ
　　　アミノ酸の略号は、図8、9を参照ください。

4種類しかない塩基に対してアミノ酸は20種類もあるので、塩基の並びは3個で1つのアミノ酸の種類を決定するシステムになっています。これをコドン（codon）といいます。たんぱく質合成開始を決めるコドンも、ここで終わりという終わりを決めるコドンもあります。rRNAとtRNAはたんぱく質合成に必要な部品になります。出来上がったたんぱく質はアミノ酸がペプチド結合でつながっています。

このDNAの二重鎖は非常に長く、この上に遺伝子がヒトなどでは間をおいて次々に並んでいます。このDNAはコンパクトに巻き込まれてヒストンなどのたんぱく質と結合した形で染色体を形成しています。ヒトではこのような染色体が46種類存在します。

そのうちの44種類では1対ずつでほぼ同じ内容で同じ遺伝子が並んでいるので、相同染色体といいます。すなわち22対の相同染色体があります。それらは大きさの順に第1染色体から第22染色体と名前が付いています。これらを常染色体といいます。残りの2種類は性染色体といい、女性ではX染色体と名付けられた染色体が2本ですが、男性ではX染色体とY染色体と名付けられた染色体の2本からなっています。

通常の体細胞には、それぞれ、この46種の染色体が存在しています。一方、精子と卵子では、常染色体22種と性染色体1種類が含まれています。すなわち卵子では常染色体22種＋X染色体を含んでいます。一方、精子には22種の常染色体＋X染色体、または22種の常染色体＋Y染色体を含む2種類の精子が存在することになる。受精は、一個の卵子に一個の精子が入り込み、染色体数が46個となることから始まります。

常染色体からその細胞の種類と成長発達の時期に従って、必要な量のたんぱく質がそれぞれの遺伝子（アリル）から合成されます。ですから、精子と卵子からの相同染色体上の同じ遺伝子からそれぞれたんぱく質が合成されます。一方、X染色体は女性では2本、男性では1本なので、常染色体と同じようにたんぱく質が合成されれば、女性は、X染色体に由来するたんぱく質は男性の2倍になってしまいます。そのようなことのないようなシステムになっています。それぞれの女性の体細胞ではどちらか一方のX染色体は不活性化されているのです。

4.2. 遺伝形式

シトリン欠損症は、常染色体性劣性（autosomal recessive）の遺伝形式をとります。このことはSLC25A13遺伝子が常染色体上にあることと、父親と母親に由来する2つの遺伝子のどちらのアリルにも何らかの変異（mutation）があるために合成されるシトリンたんぱく質に異常があるか、作られるたんぱく質量が減少して、十分な働きができないことを意味しています。

劣性とは２つの相同遺伝子両方に異常があるために病気が起こることを意味します。優性（dominant）とは相同遺伝子の片方の遺伝子異常で病気が起こることを意味します。Ｘ染色体上の異常の場合は少し様子が違います。男性ではＸ染色体を１個しか持たないので、その異常は病気につながります。女性の場合は２つのケースがあります。１つは、どちらかのＸ染色体上の遺伝子異常で病気が起こる場合で、これはＸ染色体性優性遺伝といい、両方のＸ染色体に異常があって初めて病気が起こる場合はＸ染色体性劣性遺伝といいます。

　ここでの変異とは、正常と異なる塩基配列になり、アミノ酸が変わり（アミノ酸置換）、そのために合成されるたんぱく質の性質が異常となり、正常の働きができない場合や合成されるたんぱく質が不安定ですぐに分解され、少なくなり、異常を起こす場合のDNA上の異常を言います。また、遺伝子の配列の中の塩基が１つ以上欠落（欠失）する、加わって（挿入して）、配列が変わり、たんぱく質が作られない、容易に分解するような場合もあります。

　１つのタンパク質のアミノ酸配列は、DNAの中では必ずしも一塊（かたまり）では存在せず、エクソンexonという形で分断されて存在し、mRNAとなる段階で、不要な部分（イントロンintron）が切り取られ、必要な部分がつながってくるという方式で形成されます。この機構をスプライシング（splicing）といいます。この過程は、切り取られ、つなぎ合わされるところの塩基配列に決まりがあります。この部分の塩基の置換もタンパク質合成の異常を起こします。これをスプライシング異常と言います。

　多型（遺伝子多型）とは、DNAの配列などに個人差があり、集団の１％以上の頻度で観察される違いを言います。

4. シトリン欠損症を理解するために必要な遺伝学の基礎知識　● 43

5. 成人発症 II 型シトルリン血症の病因遺伝子発見の歴史

5.1. なぜ、この研究が始まったか。(1975-1980)

　私は、徳島大学医学部を卒業しましたが、その当時は医師の研修にあたるインターン制度に問題があるとしてインターン闘争を起こした時期でした。そのため、中途半端なインターンの時期を過ごしました。この時、母校徳島大学の酵素研究施設の勝沼信彦教授に、「私の研究室に入らないか」、と誘われました。学生時代、内科の研究室に入り込み、酵素の実験をしていましたので、勝沼先生の研究室にはよく相談に出かけていました。しかし、そのまま内科学講座に入ることになるだろうと考えていました。勝沼先生に、「ここに来れば、外国へ留学ができる」と言われ、昔から外国に行くことを夢としていた身には、何の抵抗もなく勝沼先生の酵素化学教室に入ることになりました。

　大学院時代はアンモニアの毒性や尿素合成系を、ミトコンドリアや肝臓を取り出した灌流の系で研究するということをしました。卒業後は、最初の思惑どおり、1972 年から 2 年間ドイツに留学をすることができました。ドイツでは酵母のタンパク質分解酵素とその細胞内阻害剤の研究をしました。ドイツでの研究で生化学を継続する決心がつきました。

　徳島大学医学部に復帰したのが、1974 年 4 月でした。そのきっかけは、この時に新設された東海大学医学部が開校するということでした。新しい研究室の主任、勝沼恒彦教授は、徳島大学の大学院時代の先輩でした。恒彦先生との話し合いで大学院時代に始めていた尿素サイクルの研究を継続して、シトルリンとアスパラギン酸からアルギニノコハク酸を合成するアルギニノコハク酸合成酵素（ASS）の精製と活性調節を研究テーマにしました。順調に精製でき、その酵素としての性質解析も済ませました。まあ、期待したほどの華々しい調節機構は見つかりませんでしたが……。

　そのころ、臨床の先生方から、シトルリン血症の患者さんがいるので、肝臓の酵素活性を測って確定診断をしてほしいという依頼が、続けて 4、5 例ほどきました。材料があれば、生化学的な解析をすることは容易でしたので、早速、解析を始めました。酵素活性が低下している。ではその低下の原因は何か、ということで酵素の特性を検討する

ということになりました。

　実施したのは、基質（酵素と反応する物質を基質という）に対するKm値（酵素と基質の親和性尺度）の算出、抗体を用いて酵素タンパク量を測定する、といった生化学の基礎的な検討でした。

　すると運よく、その時点で、どうも酵素異常には2種類があるという結果が出てきました。1つの異常は、上に述べたような酵素の性質が変わっている異常酵素でした。もう一方は、そんな酵素特性は正常酵素と変わらないが、酵素量が低下しているというグループでした。そこで、シトルリン血症には「質の異常型」と「量の異常型」があるという発表をしました（Saheki et al. Clin Chim Acta 1981）。

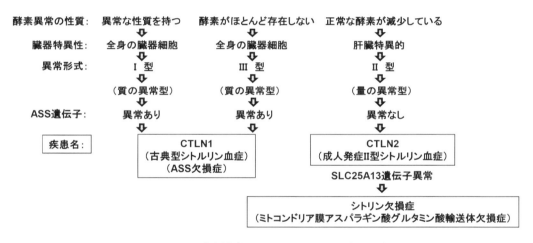

図16. ASS酵素異常によるシトルリン血症の分類

　その後の解析で、「質の異常型」は、酵素がほとんど完全に喪失しているグループも含め、新生児や小児に多く、ほかの臓器（腎臓や培養繊維芽細胞で）にも異常が同じように見られるので、全身性でした。後者の「量の異常型」は、大人に多く、肝臓以外の腎臓や繊維芽細胞では正常であるという結果でした。すなわち、酵素異常に合わせ、年齢構成も臓器特異性も違いということがわかりました。「質の異常型」はたぶんASSの遺伝子自体の異常であろうが、「量の異常型」というのはあまり聞いたことがない。これは面白いテーマかもしれないと感じました。でも、それをどんどん進める、というところまでは、自信もないし、どうしたものかと思い悩んでいました。が、その当時の遺

伝学の大御所でした富山医科薬科大学の荻田善郎先生が東海大学においでになった時に、お伺いを立てますと、「そら、おもろい、やれ！」というはっぱをかけられ、一気にその気になりました。

5.2. 鹿児島大学の初期（1980−1995）

ちょうどその頃、1980年12月に鹿児島大学医学部生化学教授に就任することができました。このとき、ドイツ、東海大学時代を通じて伸ばしていた長髪を切りました。

研究室に第2病理学の八木幸夫先生（現在、八木クリニック院長）が出入りしていました。そこで、患者さんの肝臓組織中のASSタンパク質を免疫組織化学（ASSに対する抗体で抗原のASSが存在する細胞を観察する方法）で染めていただきました。すると肝臓内で均一にASSタンパク質が少なくなっている症例と、バッチ状またはまだらにASSが多い細胞と少ない細胞があるという染まり方をする症例があり、後者の患者さんの方が、予後が悪い（疾患の経過が悪い）という結果でした（Yagi et al. A m J Clin Pathol 1988）。これはその後、発展はしていませんが、今後は、何かきっかけがあれば、追求したいテーマです。

その後も、患者さんの解析は臨床の先生方の依頼を受け、どんどん増えました。どちらの異常もかなりの数が出てきましたが、酵素学的解析では、それ以上何も出てきませんでした。

肝ASSたんぱく質の低下は、メッセンジャーRNA（mRNA）の翻訳が抑えられている可能性も考え、mRNAと相補的なRNA、antisense RNAが存在し、mRNAからたんぱく質の合成が阻害される、という仮定を立てて、実験しました。が、何も結果は出ませんでした。鹿児島大学医学部教授に選任され、自分の好きなテーマで実験・研究をできる地位になりましたが、科学研究費をはじめとする研究費はこのような中途半端なテーマではなかなか入らず、苦労しました。また、ある時は、「それはウイルス疾患ではないか」と言われたこともありました。

その頃は、別のテーマにも手を出しました。1つはASSが肝臓疾患の診断に使えるという研究でした。これは、内科学第2の三浦 力先生との共同研究でしたが、CTLN2

患者における肝 ASS の病態解析で役に立ちました。かなりうまくいきましたが、いい抗体が得られず、中途半端で終わりました。これには故市来斉さんや大学院生の今村也寸志先生（現厚生連病院）がいい仕事をしました。

　もう 1 つは、遺伝性のカルニチン欠乏マウスの解析でした。これもなかなか面白い研究でした。このマウスは、離乳期頃に高アンモニア血症を起こしました。その酵素学的解析、mRNA の解析による遺伝子発現実験など、さらには行動解析などを行いました。この研究では、堀内正久先生（現衛生学・健康増進医学教授）や吉田剛一郎先生（現鹿屋体育大学准教授）が活躍しました。

　でも同時にシトルリン血症の解析は継続していました。徳島大学酵素研究室時代の同僚で、山形大学の助手、講師になっていた小林圭子先生に、1984 年に鹿児島に来ていただくことにしました。小林先生は酵素精製などの実験が非常に上手なだけでなく研究への姿勢が違っていました。

　私のテーマと考えていたシトルリン血症の研究も、それこそ、私以上に熱心に取り組み、私の研究テーマは奪われた、と感じたほどでした。小林先生は最初、熊本大学に行って医学部生化学の島田和典先生に分子遺伝学の基礎を教えていただきました。ちょうどそのころ、遺伝子 cDNA のクローニングが始まった頃で、アメリカヒューストンのベーラー大学のアーサー・ボデー（Arthur Beaudet）教授のグループが ASS cDNA をクローニングし、私たちが持っているシトルリン血症（そのころには成人発症 II 型シトルリン血症というような病名をつけていましたが）の細胞と交換で cDNA を差し上げよう、という提案があり、それを受けました。その時にはこの病気は ASS 遺伝子の病気ではない、という確信も持っていました。

　と同時に小林先生を受け入れてほしいと申し入れ、彼女はボデー教授のもとに行きました。ここで、小林先生は、アメリカで発見された新生児型（CTLN1）患者さんからの cDNA cloning と塩基配列決定法を学び、新生児型（「質の異常型」）のシトルリン血症患者の ASS 遺伝子異常を数多く決定することができました。その研究は日本帰国後の日本の CTLN1 患者 ASS 遺伝子の変異解析につながりました。同時に、小林先生は、CTLN2 患者の ASS 遺伝子には異常がないことを証明しました。

　この頃、どうしたら、CTLN2 の原因遺伝子を見つけることができるか、いろいろ考

えていました。学会か研究会でホモ接合性マッピング（homozygosity mapping）という方法を聞き、これこそ最高の解決策だと私は確信しました。

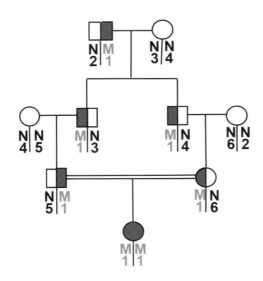

図 17．ホモ接合性マッピングの原理

患者は曽祖父の1個の染色体断片の2つのコピーをもつ同祖ホモであり、疾患遺伝子（M）にごく近い多型DNAマーカー（この図では数字）もホモ接合体となる。横線は婚姻を示し、2重線は血族結婚を示す。

この方法は、患者さんのご両親が血族結婚（いとこ結婚、またいとこ結婚など）の場合、その先祖の変異が両親から遺伝するので、同じ変異が患者の2つのアリルにある（homozygousである）可能性が高い、また、10数名程度の血族結婚由来の遺伝子があれば、解析可能という方法です。遺伝子多型を患者グループと対照グループで比較すると疾患遺伝子の存在する染色体上の場所の近くでは患者グループでホモ接合性が高い、ということで遺伝子の場所（座）が特定できます。私たちはそれまでに100例を超える患者さんの解析を行い、血族結婚率が高いことを見出していました。

　このことはこの病気は常染色体性劣性遺伝によることを示唆しています。また、血族結婚由来の肝臓や培養線維芽細胞などの試料もすでに10数個確保していました。で、この方法を採用することにしました。この解析のキットは高価だったので、学内の先生方、眼科の伊佐敷靖先生らと共同で購入しました。

5.3．いよいよ遺伝子発見！（1995–1999）

　実際の分析は、小林先生指導のもと、バングラデシュから来ていた大学院生のライラ・ベーグム（Laila Begum：図23参照）さんがすることになりました。X染色体を除いた常染色体上の約10kbごとに1つの多型マーカーを、全部でほぼ400個、患者サンプルと対照のサンプル、計20数個のサンプルについて検討するという実験でした。このような実験はまさしく忍耐強くないとできない仕事でした。すべての分析を終了す

るのに結局 2 年近くかかりました。

　しかし、出来上がった結果はあまりはっきりとしたものではありませんでした。どうしたものか、と悩んだのですが、小林先生がすべての分析結果を見直し、解析し直しました。その結果、解析に間違いがあることがわかり、はっきりとした結果が得られました。染色体上の位置は染色体 7 番上の長腕でした。その結果を図 18 に示します。

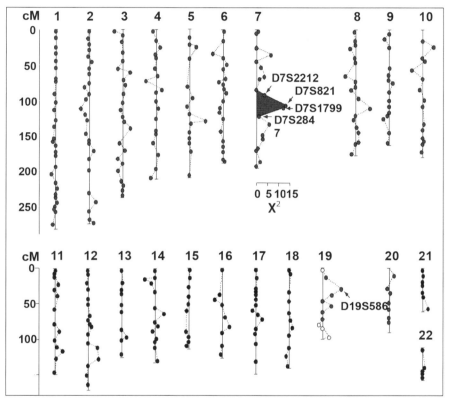

図 18. ホモ接合体性マッピングの結果

　このホモ接合体性マッピングの結果を説明します。図 18 の中の 1 から 22 は染色体の番号です。cM は染色体の長さの単位でセンチモルガンといいます。それぞれの染色体は直線で示され、その上の丸印はそれぞれ 1 つずつ多型マーカーを示します。D7S1799 などは多型マーカーの名前です。丸印が真ん中の線から右側にずれているのはホモ接合体性が患者グループで高いこと、すなわち、この部分は患者グループで共通してホモ接合性が高く同じ変異、または同じ多型が存在する可能性を示します。統計学的な有意差は χ^2 であらわされています。この結果は本疾患の遺伝子が第 7 染色体上に存在する可

能性が高いことを示します。

　さらに細かく位置を決め、遺伝子部位は第7染色体長椀の21.3という位置、7q21.3にあると判明しました。が、それ以上は個々の遺伝子に当たって患者さんにある変異を見つけることによって遺伝子を同定する以外にはありません。

　では7番染色体上のその部位（7q21.3）にどのような遺伝子があるか、またそれらの遺伝子情報がないと先の解析はできません。まずは慶応大学医学部分子生物学の清水信義先生にご相談しました。清水先生のご助言で、次には、九州大学医学部生化学の和田守正先生を訪問し、カナダトロント小児病院のスティーブ・シェーラー博士（Steve Scherer）を紹介されました。和田先生のお話では、「同じ領域を研究している研究者はUSAにもいるが、USAの研究者は貪欲だから、先どうなるかわからない、カナダのほうがいいよ」と言うことでした。また、スティーブのボスは、ラップチーツイ Lap-Che Tsui といい、欧米に非常に多い遺伝病である囊胞性線維症（cystic fibrosis）の病因遺伝子を同定した有名な研究者でした。

　早速、スティーブに我々の研究を伝え、協力を要請しました。しかし、当初、何の応答もありませんでした。どうしたものかということになりました。聞くと、こちらの情報をすべては出していないとのことでしたので、「すべてさらけ出そう、さらけ出せば、先方もその気になる。また、今の時点で日本にしかない疾患だから、さらけ出すことで研究が盗まれる心配はない」、という話をして、もう一度連絡を取りました。これでやっと連絡が来て、われわれが同定した遺伝子領域の遺伝子情報を提供してくれることになりました。
　そこからは、小林先生の独断場でした。患者、対象者の相当する遺伝子を次々クローニングし、配列決定の連続でした。ここではその当時学生の池田さやかさん（卒後小児科入局）が実験を手伝ってくれました。割に早く5つ目の遺伝子に変異が見つかりました。それは8月の終わりころでしたが、「変異を見つけました」、といたって冷静に報告してくれました。しかし、内実は、彼女も最初に変異を見つけた時は緊張で手が震えたそうです。それだけでなく、何例かの患者さんのサンプルでも検討し、同じように変異が次々見つかってから私に報告したようです。それだけ、この事実の大きさに緊張し、慎重だったのです。

後に『SLC25A13』と名付けた遺伝子に変異を見つけた、とスティーブに報告すると、「そんなはずはない」、という返事でした。なぜか。それは、彼らはこの遺伝子を全く別の優性遺伝疾患の病因遺伝子として解析中だったからです。それから長いディスカッションが続きました。その結果、彼らも納得しました。スティーブは、論文作成の打ち合わせのため、鹿児島にやってきました。写真（図19）はその時のパーティーの様子です。

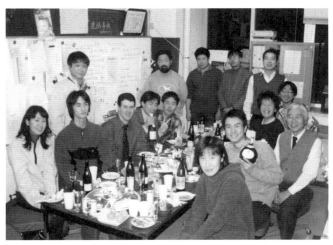

図19. 研究室でのスティーブ歓迎会・当時の学生とともに

　この解析で判明した大変重要なことは、この病因遺伝子がコードするたんぱく質は、ミトコンドリア内膜に存在する輸送体特有の構造を持っていること、さらにはカルモジュリンというカルシウム結合たんぱく質が持つ、カルシウムに親和性が高いカルシウム結合部位をアミノ末端側にもつということでした。

　カルシウムは細胞内では非常に低濃度に保たれていて、ホルモンなどの作用で細胞内濃度が急激に上昇し、そのホルモン作用が出てくるということからもわかるように、親和性の高いカルシウム結合部位を持つということは、このたんぱく質が生体レベルで非常に重要な機能を持つことを意味します。

　また、ミトコンドリア膜の輸送体である、ということ以外その時点ではわかりませんでしたが、大きな意味をもつものと考えられました。そこで、小林先生はこのSLC25A13にコードされるタンパク質に、シトルリン血症を起こすたんぱく質という意味で、『シトリン citrin』と名を付けました。これがシトリン欠損症の名前の由来です。

　もうひとつ、意外だったのは、肝臓特異的なASSたんぱくの減少は、肝臓特異的なたんぱく質遺伝子の変異で起こると仮定していたのですが、シトリンの発現は、肝臓だけでなく、心臓、腎臓、小腸などの臓器にも分布していました。なぜ、肝臓特異的では

ないのに肝臓特異的な病態を起こすのかに関しては、次の章である程度解決を見た、という話をします。

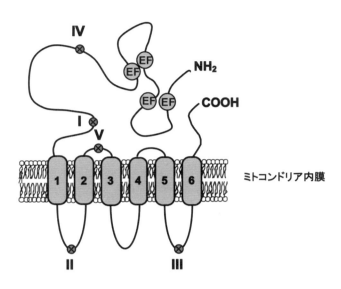

図20. シトリンの構造模型図
Ⅰ, Ⅱ, Ⅲの数字は最初に発見した変異の番号。1,2 破膜内を貫通するペプチド構造を示す。
EF はカルシウム結合部位を示す。NH2、COOH はアミノ末端とカルボキシ末端を示す。

図20.はシトリンの構造を模式的に示しています。このたんぱく質はミトコンドリア内膜を6回貫通する膜たんぱく質であること、前述のアミノ末端側にはカルシウムと強く結合する構造（EFハンド構造）が存在することがわかりました。Xの印は最初に見つけた5個（Ⅰ-Ⅴ）の変異の場所を示します。

たんぱく質はアミノ酸のカルボキシル基とアミノ基がペプチド結合でつながった構造をしています。そこで遊離のアミノ基が出ているほう（-NH$_2$）をアミノ末端、またはN末端といい、カルボキシル基が出ている側（-COOH）をカルボキシ末端、またはC末端といいます。表紙の図ではさらに発見した変異の場所が増えています。

5.4. 新生児型（NICCD）の発見

CTLN2の病因遺伝子が見つかり、それまでに患者さんからいただいていた肝臓検体や血液から抽出したDNAを使って、変異が続々と見つかってきました。これらの結果は、雑誌（Kobayashi et al. Nature Genetics, 1999）に発表するとともに、日本先天代謝異常学会や日本人類遺伝学会などの学会で発表したところ、大きな反響を得ました。

まず、その当時、鳥取大学小児科助教授の田澤雄作先生が、胆汁うっ滞を示す黄疸児の解析を小林先生に依頼してきました。実はそれ以前に、田澤先生は、鹿児島において

になり、同様の新生児患者の肝臓中の ASS 活性をご自身が測定されたのですが、ASS の異常は見つかりませんでした。しかし、遺伝子検索では見事に *SLC25A13* に変異が見つかりました。

群馬大学の小児科、友政剛先生は、16 歳の時、遺伝子診断で CTLN2 と診断され、肝移植を受けた少年が、新生児期に低たんぱく血症による腹水貯留と黄疸に罹患していたことを記憶していました。同じような黄疸症状を示す 2 か月児でも *SLC25A13* の変異を見出しました。

当時、東北大学小児科助教授の大浦敏博先生は、一過性のシトルリン血症を示す新生児を多数例見出し、すでに報告していました。そのほとんどの患児の保存されていた DNA サンプルで *SLC25A13* 変異が見出されました。

これらの 3 グループの症例報告はほぼ同じとき、2001 年に、Journal of Pediatrics と Human Genetics 誌に英文論文として発表されました。その後、新生児の病気は、シトリン欠損による新生児肝内胆汁うっ滞症 neonatal intrahepatic cholestasis caused by citrin deficiency（NICCD）と命名されました。その後も次々と NICCD 患者が診断され、非常に頻度の高い先天代謝異常と考えられるようになりました。

5.5. 遺伝子頻度の解析と世界的広がり、そして小林圭子先生の死（2002–2010）

では、どの程度の頻度なのかは、これまでに見つかっている *SLC25A13* 遺伝子変異を一般集団で調査し、その出現頻度でを検討すれば、わかります。一般集団の DNA サンプルを多数集めるというのは大変な仕事です。しかし、すでにいろいろな疾患の遺伝子頻度を算定するために DNA サンプルが収集されていました。

当時、愛媛大学衛生学教授でした近藤郁子先生や鹿児島大学医学部内科学教授の納光弘先生などにお世話になり、おもに西日本の DNA を収集しました。また、その当時までには CTLN2 患者はほとんど日本からしか症例報告はありませんでしたが、日本人に見つかった *SLC25A13* 変異は、必ずや、中国や韓国などの東アジアにも多いはずである、という確信をもって主に中国と韓国の DNA を集める作業を開始しました。

この過程では、当時、大阪市立大学小児科講師の岡野善行先生からいろいろな情報を

得て、中国では、北京の Yanling Yang 先生、韓国では、Dong Hwan Lee 先生、台湾では、Kwang Jen Hsiao 先生との共同研究を実施することができました。

　この時期、私は、中国の北京、長沙、韓国のソウル、台湾の台北、さらにはベトナムのハノイなどに足を延ばし、DNAサンプルの収集に努力しました。実際の解析は、それまでの解析で発見していた、日本人で見出した変異12種類の検出を、主に中国長沙からの大学院生、Yao Bang Lu さん（現、中国湖南医科大学教授）と牛飼美晴さん（現鹿児島大学医歯学総合研究科衛生学・健康増進医学助教）が膨大なサンプルの解析を行い、次のような結果を発表できました（Lu et al. J Hum Genet 2005）（図21）。

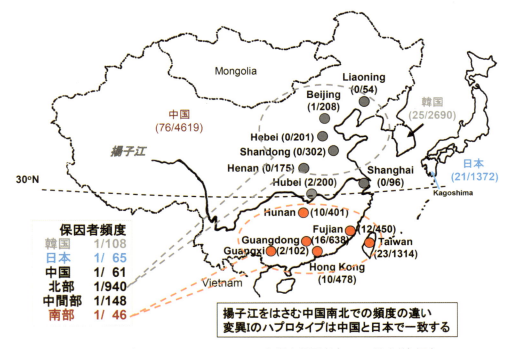

図21．東アジアにおけるシトリン欠損症保因者（ヘテロ接合体）頻度

　すなわち、日本でのヘテロ接合体（保因者）頻度は69人に1人の割合で発見され、ホモ接合体（変異遺伝子を2個もち、発症の可能性があるヒト）の頻度は、1/19,000と計算されました。これでも常染色体性劣性に遺伝疾患としては頻度が高いのですが、日本人に頻度が高い変異11を選んだ、最近の東北大学の東北地方の解析では、ヘテロ接合体は、1/42で、ホモ接合体頻度は1/7,100と驚くべき数字になっています。

これが驚くべき数字でもないことは、中国全土では、ヘテロ接合体は、1/65 と日本と同様なのですが、揚子江で中国を南北に分けると、南では、1/48 という値が得られています。また、数字は出ていませんが、ベトナムもこれに劣らない数字になると予想されます。

　変異の種類も、国による特徴はありますが、最初に見つかり、最も日本人に多く見つかる変異である変異Ⅰ（851-854 del）は、日本だけでなく中国、韓国、ベトナムでも一番多い変異でした。変異Ⅱ（IVS11+1G>A）は日本と韓国には多いが、中国ではほとんど見いだせないという特徴があります。また、変異Ⅰを持つ遺伝子は、中国も日本も同じ遺伝子由来と考えられ、日本人の起源（由来）にも関わってくるかと想像されます。

　以上は一般集団での *SLC25A13* の変異遺伝子の頻度解析ですが、ほぼ同時に患者さんも、日本人だけでなく、主に中国人、ベトナム人で患者さん（NICCD）が次々と見つかってきました。

　中国人の NICCD 患者さんは、2005 年、熊本で日本先天代謝異常学会が開催されたとき、中国からの演題抄録を見てその当時、ガラクトース血症やチロシン血症と診断されている患者さんは、NICCD であると考えました。そこで、演者の Dr. Li Liu と Dr. Yuan Zong Song と話し合い、患者さんのサンプルを送ってもらいました。彼らが送ってくれたサンプルの多くは見事に *SLC25A13* 遺伝子変異をホモ接合体として持つ NICCD 患者さんであることが判明しました。

　2005 年の熊本での日本先天代謝異常学会の直後、鹿児島でシトリン欠損症の国際会議を開催しました。会には、前記の Li Liu さん、Yuan Zong Song さんをはじめ、ベトナムの Nguyen Thu Nhan 教授、台湾の Wuh-Lian Hwu 先生、さらには、シトリンの機能を解明した Ferdinando Palmieri 先生、私のドイツの友人の Heinrich Betz 先生も、それに、恩師の勝沼信彦先生、初代の患者家族の会会長の増田昭男さんも参加した、非常に盛大な会になりました。

　その後、次々、東アジア、東南アジアで患者さんが発見されました。ベトナム、マレーシア、タイでも日本と共通の遺伝子変異が見つかっています。
　一方、初期に見つかったイスラエル人をはじめとする欧米の例は、日本人、アジア人

にはほとんど見つからない種類の変異でした。

　現在、このシトリン欠損症は日本、アジアだけでなく全世界中のどの人種にもありうる疾患と認識されるようになっています。

　これらの変異解析は、小林先生を中心として、多くの鹿児島大学医学部生化学（後の鹿児島大学大学院医歯学総合研究科分子病態生化学）講座で、安田智嗣先生（現救急医療センター）、山口直樹先生（現神経内科医師）、飯島幹夫先生（現病態生化学）、牛飼美晴先生らの研究生・大学院生・助手によって行われました。その中の1人、中国からの研究者として解析に加わった、前述の Yuan Zong Song 先生（現中国広州 Jinan University 小児科教授）は現在、世界中で一番多くシトリン欠損症の患者さんの解析をしている小児科医です。

　解析は、日本人患者の変異同定のみならず、アジア、ヨーロッパ、アメリカの患者さんの変異同定と広がっていきました。小林先生は、患者さんと主治医からの各種の質問に対して、それはそれは、丁寧に説明していました。

　働きすぎが原因か、小林先生に、2008年に大腸がんが見つかり、肝臓にも肺にも転移していることがわかりました。初期の化学療法の著効にもかかわらず、2010年12月に亡くなりました。

　その後、Journal of Inherited Metabolic Disease の編集長から追悼文を書くよう要請されました。また、これとは別にマレーシアの Meow Keong Thong 教授は別の雑誌（Molecular Genetics and Metabolism）に追悼文を書いています。

　それらの死亡記事とその翻訳をこの本の最後（16.）に資料として掲示します。

6. シトリンの機能は？

6.1. シトリンの機能解明

ではシトリンの機能は何か、ということになりました。このCTLN2病因遺伝子の発見の論文は、1999年にNature Geneticsに発表されました。が、このシトリンと類似のタンパク質（カルシウム結合部位を持ち、ミトコンドリア膜輸送体構造を持つ）がスペインのホルヒーナ・サトゥルステグイ（Jorgina Satrustegui）教授のグループから1年前に発表されていました。そのタンパク質の名前は、発見者の名前を取って、アララー（aralar）と名付けられていました。シトリンとアララーは同じ機能を持つと考えられました。

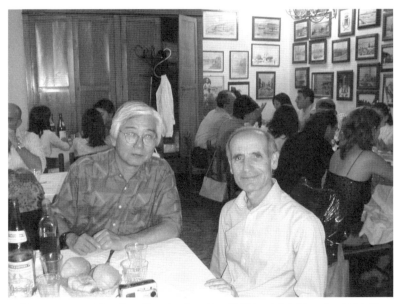

図22. フェルディナンド・パルミエリー教授と（イタリアバーリにて）

アララーの話を少し続けます。アララーはシトリンと非常に似た構造を持っていますので、同じ機能を持つが遺伝子が違い、若干の構造上の違いを持つ、いわゆる、アイソフォーム（isoform）であると考えられます。

その臓器分布はシトリンとは違っていました。アララーは主に脳神経系、骨格筋、お

よび心臓と腎臓でした。肝臓にはほとんど発現していません。この臓器分布から、シトリンが欠損した場合でも腎臓や心臓の障害がないのはアララーというアイソフォームがあるためと考えることができます。これがシトリンは肝臓特異的な発現ではないが、病態はほぼ肝臓に特異的であることの説明になりますし、後に述べる、肝移植が劇的に有効である理由でもあると考えられます。

　アララー欠損をマウスで作製したところ、生後20日程度ですべて死亡するような、主に脳神経系の症状を示しました。これは脳神経系の神経線維に含まれるミエリンを合成するときに必要なN-アセチルアスパラギン酸の合成がうまくいかないことが原因でした。

　シトリンの論文発表から時間を置かず、イタリアのフェルディナンド・パルミエリー（Ferdinando Palmieri）教授のグループからアララーとシトリンの機能解析をしたいとの共同研究の申し込みがありました。調べると、このグループはミトコンドリア膜輸送体を精製してその性質を調べるという研究を専門とする集団でした。

　早速、我々はシトリンの遺伝子情報を持った相補的DNA（cDNA）を送りましたし、スペインのグループもアララーのcDNAをイタリアに送り、共同研究が始まりました。アララーのcDNAに変異が入っていて、少し時間はかかりましたが、結果は、この2つはミトコンドリア内膜に存在するアスパラギン酸グルタミン酸輸送体（aspartate glutamate carrier; AGC）であることが判明しました。

　その結果を聞いた時、なぜ、この答えを前もって予想できなかったのか、と悔やみました。後で考えると非常に簡単な結論だったのですが、結果が出る前には思いつきませんでした。

　この研究時、私は鹿児島大学医学部学部長をしていましたが、イタリア、スペインに行き、研究打ち合わせをする予定を立てました。一度は直前にパスポートが切れていることに気付き、行けなかった思い出が残っています。

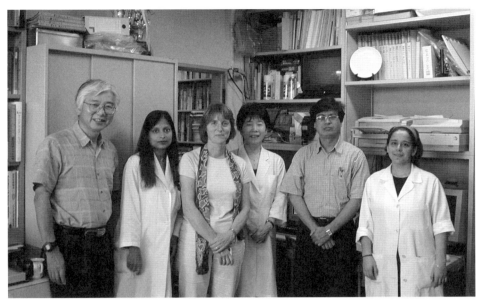

図23. ホルヒーナ・サトゥルステグイ教授の鹿児島訪問
写真左から、佐伯、ホモ接合体性マッピングを実施したライラさん、ホルヒーナ先生、小林先生、大学院ジャリルさん、ホルヒーナ研究室からの研究生のラウラさん

　その後、無事、スペインマドリッドにホルヒーナを訪ね、ここに、フェルディナンドも来てディスカッションしました。その時の写真はありませんが、その後、フェルディナンドを訪問した時の写真（図22）とホルヒーナが鹿児島に来た時の写真（図23）が残っています。このときには、ホルヒーナの弟子のラウラ・コントゥレーラス（Laula Contreras）が共同研究で鹿児島の研究室に2か月の予定で滞在していました。

　では、AGCは何をしているのか、その生理的機能は何か、になります。シトリンとアララーはAGCです（正確にはアララーはAGC1、シトリンはAGC2です）。
　AGCは、ミトコンドリア内外で、グルタミン酸とプロトン（H^+）をアスパラギン酸との交換反応で輸送する、という機能を持っています。しかし、プロトンも輸送することから、この輸送体の機能は、グルタミン酸とプロトンをミトコンドリア内に、アスパラギン酸をミトコンドリア内から外に運ぶという一方向性を示すようになります。

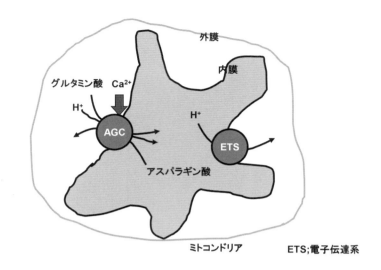

図24．Citrin（アスパラギン酸・グルタミン酸ミトコンドリア膜輸送体：AGC）の機能と特徴
1．膜の内外でグルタミン酸をH+とともに輸送し、逆方向にアスパラギン酸を輸送する輸送体である。
2．生体内のミトコンドリアではグルタミン酸は外から内に、Aアスパラギン酸は内から外に輸送される。
3．カルシウム結合部位（EF-hand）は膜間域にあり、カルシウムは輸送活性を活性化する。
4．カルシウムを細胞内シグナルとするホルモンの作用部位と考えられる。

　なぜなら、ミトコンドリアの主な機能である電子伝達系は、ミトコンドリアからプロトンをミトコンドリア外に輸送し、そのプロトンの濃度勾配の力によってATP合成をしています。ですから、働いているミトコンドリアではミトコンドリア外のプロトン濃度が高く、ミトコンドリア内への流れがあります。それに逆らうにはもっと大きな力が必要です。ということで、このAGCはミトコンドリアの外からグルタミン酸とプロトンを中に運び、同時にアスパラギン酸をミトコンドリアから外に運ぶという一方向性の輸送体であるといえます。しかも、カルシウムで活性化されることもわかりました。これらの事実は、大きな生理的役割を果たしていることを意味します。シトリンの代謝的役割については次の章でくわしく説明します。

　シトリンがAGCであることが判明しましたが、その代謝機能については、まず、尿素サイクルにアスパラギン酸を供給する、その他、たんぱく質合成やヌクレオチド合成にはアスパラギン酸が必要で、これらの代謝系は細胞質にありますので、それにアスパラギン酸を供給する、ということはわかります。しかし、アスパラギン酸は細胞質でも合成可能なので、どうも必須とは思えない、とその時は考えました。そこで、大阪府立

大学獣医学科に菅野 司先生を訪ねました。菅野先生は、肝臓の灌流法を使った肝臓代謝の大家でした。菅野先生から、リンゴ酸アスパラギン酸シャトルの重要性をお教えいただきました。残念ながら、その後まもなく亡くなられました。

6.2. シトリンの代謝機能の詳細（図25）

シトリンは、ミトコンドリアから細胞質にアスパラギン酸を供給することによって、細胞質で行われるタンパク合成、ヌクレオチド合成、および尿素合成に関わる（図25.1.）だけでなく、リンゴ酸アスパラギン酸シャトルの一員として細胞質NADHの代謝に関わります（図25.2.）。

このことがシトリンの役割を大きくしています。これは解糖系、糖新生系、エネルギー産生系に重要となります。細胞質NADHが代謝されず、蓄積するとNADHは解糖系をグリセルアルデヒド3-リン酸脱水素酵素（glyceraldehyde 3-phosphate dehydrogenase; GAPDH）の段階（図3.⑥ 17ページ）で阻害します。それは次には、好気的解糖、すなわち、ミトコンドリアに取り込まれるべきピルビン酸の産生が低下し、さらにNADH還元当量がミトコンドリアへ運べず、二重の意味でミトコンドリアでのATP合成を低下させます。

糖新生系では、乳酸からの糖新生が、3.10.1.（31ページ）で述べたように阻害されます（図25.3.）。

また、グリセロールからの糖新生もその代謝過程でNADHを生じるので、リンゴ酸アスパラギン酸シャトルが必要です。これらの糖新生系の阻害は、TCAサイクル中間体の蓄積を起こし、脂肪酸、ひいては脂肪合成を促進することになると考えられます。これは肝臓でのエネルギー低下と相まって肝臓への脂肪蓄積を引き起こし、脂肪肝を起こすのではないかと考えています（10.3. 76ページ参照）。

図25. Citrinの代謝機能

1. 細胞質でのタンパク質、ヌクレオチド、尿素合成に必要なAspをミトコンドリアから供給する．
2. Malate/Asp shuttleの一員として細胞質NADHのミトコンドリアへの輸送に関わる．
   (1) 好気的解糖に必要
   (2) エネルギー代謝に関わる
3. NADH stoichiometryから乳酸からの糖新生に必須

欠損は以上の機能不全を引き起こす。

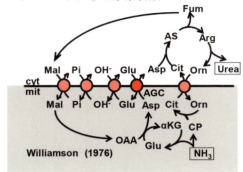

1. アンモニアからの尿素合成

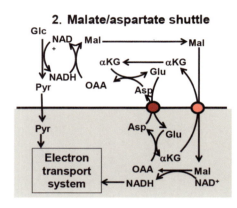

2. Malate/aspartate shuttle

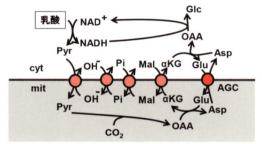

3. AGCの役割—乳酸からの糖新生

　ところで、脳神経系でのアララーの役割は、スペインのホルヒーナのグループによって大きく解明されました、脳機能にとって非常に重要な役割を果たしていることが解明されています。特にカルシウムによる活性化は肝臓のシトリンではあまりはっきりしませんが、脳神経系では神経伝達物質の作用が細胞内のカルシム濃度を上昇させる作用であることからも神経細胞内でアララーが大きな働きをしていることが想像できます。

7. マウスモデルの作製

　シトリンの機能が判明しましたが、その欠損による症状がどのようにして起こるのか、またその治療法をどう開発するかについては動物モデルが非常に重要です。幸いにもスティーブのグループは、すでにマウス *slc25a13* をホモローガスリコンビネーション（homologous recombination）という方法でノックアウトしたマウスモデルを、彼らが考えていた疾患のモデルとして作製し始めていました。

　マウス作製を担当したデービッド・シナサック（David Sinasac；デイヴ）と共同でこのマウス（シトリン-KO：Ctrn-KO マウス）の病態解析を開始しました。これには、菅野教授の弟子の森山光章先生（現大阪府立大学准教授）もマウスの肝灌流による解析で共同研究に加わっていただきました。このマウスは、シトリンたんぱく質の欠損をはじめ、灌流肝実験をはじめとして、細胞、ミトコンドリアなどの細胞内小器官の解析（in vitro）で、シトリンの欠損を示す異常が見つかりました。

　しかし、生体レベル（in vivo）ではほとんどなんらの症状も示しませんでした。実はこの時、デイヴの作製したシトリン欠損マウスとは別にアメリカのベンチャービジネスの会社に、遺伝子に挿入を入れたノックアウトマウスの作製・提供を依頼し、シトリンKO マウスとアララー KO マウスを入手していました。この別のシトリン KO マウスも症状を示しませんでした。それはなぜか。頭を悩ます結果でした。

　この本の、生化学の基礎的知識（図6、図7）を見ていただくと、細胞質 NADH 還元当量の処理には2つの系の存在がわかります。リンゴ酸アスパラギン酸シャトルとグリセロリン酸シャトルです。前者はこのマウスでは完全に欠損していますが、グリセロリン酸シャトルは文献的にもマウスでは前者とほぼ同様の活性があることがわかりました。ではヒトでは、と調べてみると、マウスに比べ、非常に低い活性しかないことがわかりました。これがヒトではシトリンの欠損だけで発症する理由と考えられます。

7.1. シトリン欠損症モデルマウスの確立

　そこで、グリセロリン酸シャトル関連の酵素などをノックアウトしたマウスを探し出

し、先に作製したシトリン欠損（Ctrn-KO）マウスと交配すれば、いいのではないか、と考えました。

　ちょうどそのタイミングに東京大学の門脇 孝教授のグループが糖尿病発症に関わる遺伝子としてミトコンドリアグリセロール3-リン酸脱水素酵素（mGPD）のノックアウトマウスを作製したという論文を見つけました。そこで、グリセロリン酸シャトルと同じく NADH シャトル機能を持ち、すい臓のランゲルハンス氏島で発現するアララー-KO マウスを提供し、私の方は mGPD-KO マウスを受け取るという物々交換を提案し、受け入れていただきました。

　このシトリンと mGPD のダブル KO マウス（Ctrn/mGPD double-KO マウス）は思惑どおり、高アンモニア血症や低血糖症、成長障害などのヒトシトリン欠損症で見られるいろいろな症状を示し、ヒトシトリン欠損症のいいモデルとなりました。最も重要な症状は、ショ糖を経口投与すると、摂食時にはもともと存在する高アンモニア血症が著しく増悪することでした（Saheki et al. J Biol Chem 2007）。このマウスの研究については別の章でくわしく記述します。この研究では、私たちの研究室出身で現・国立遺伝学研究所の井ノ上逸郎教授に遺伝子発現解析でお世話になりました。遺伝子発現解析などでは飯島幹夫先生が、病態生化学解析では中国からの李孟賢先生が大活躍しました。

7.2. Ctrn/mGPD double-KO マウスの病態（表2）

表2. ヒトシトリン欠損症とダブルKOマウスの症状の比較

	ヒトシトリン欠損症		マウス	
	CTLN2	NICCD	Citrin KO	Citrin/mGPDH ダブル KO
血中アンモニア上昇	+（絶食時，−）	+/−	−	+(絶食時,−)
血漿シトルリン上昇	+	+	−	+
低血糖症	−	+	+/−	+
脂肪肝	+	+	+/−	+/−
糖質の毒性	+	+		+
低体重 / 成長障害	+	+	−	+
精神症状（異常行動）	+	−	?	?

このダブル-KO マウスは、次の点からシトリン欠損症モデルマウスとして有用であると考えられます。摂食条件下で、（1）血中シトルリンが対照より有意に高い（シトルリン血症）、（2）血中アンモニアが高い（高アンモニア血症）、（3）この高アンモニア血症はショ糖を経口投与すると著しく増悪する（糖毒性）、（4）成長障害を示す、（5）摂食時、絶食時ともに低血糖を示す、（5）絶食時に脂肪肝を示す、などです。これらの症状のほとんどは NICCD の症状に近いが、NICCD での高アンモニア血症は稀ですので、この点では CTLN2 に近いとも考えられます。もっとも特徴的なことはショ糖投与で高アンモニア血症が増悪化することです。この点はその後の治療指針に大きな影響をもたらしました。

　肝臓の中間代謝物の解析は、徳島文理大学で行いました（Saheki et al. Mol Genet Metab 2011）。ここで、メタボローム解析をいう方法論を使って肝臓内の大きな変化を捕まえることができました。一番重要でその後もいろいろな指標になったのは、グリセロール 3-リン酸（G3P）の変化でした。この物質は、前にもグリセロリン酸シャトルで出てきました。G3P とその酸化型のジヒドロキシアセトンリン酸（DHAP）の比（G3P/DHAP）が肝内の細胞質 $NADH/NAD^+$ の比を、乳酸 / ピルビン酸比より良く反映されています。DHAP の濃度は濃度変化が少ないので、G3P 濃度が肝内 $NADH/NAD^+$ 比の上昇を反映しています。マウスでは肝内細胞質 NADH の上昇は肝内の G3P 濃度の上昇につながり、さらに血漿グリセロールの濃度上昇を引き起こします。
　一方、血中アンモニアの上昇は肝内ではシトルリン濃度の上昇から推察されます。
　メタボローム解析では金沢医科大学の久原とみ子教授にお世話になりました。

8. 食事と発症の関係

8.1. 特異な食嗜好

　昔から、本疾患の患者さんは、大豆とピーナッツを異常なほど食べると言われていました。なぜそうなるのかについて初期には全くわかりませんでした。私は、この病気の研究を本格的に始めた東海大学医学部生化学時代に、マウスとラットに、1年間ピーナッツをすりつぶし投与して、肝臓のASSなどの変化を見るという実験をしました。ピーナッツには何か毒性物質でも含まれていないか、と考えたのです。しかし、マウスもラットも見事な肥満体になり、ラットは猫ほどにもなりました。が、それ以外のなんらの症状を示しませんでした。

8.2. 症例の治療と解析から学んだこと

　次に食事を考える機会になったのは、肝移植が有効だとなり、多くの患者さんを診断して、肝移植によってそれぞれ劇的に改善した時に、小林先生が、術前術後での食癖の変化をアンケート調査しました。手術前後で見事に劇的に食癖が変化しました（図29 69 ページ）。

　この頃には、たんぱく質と脂肪に富む食事が好きであること、どうも甘いものが嫌いであることがわかってきていましたが、肝移植で食癖が変化するということは、この病気およびこの特異な食癖に、肝臓が直接的に関係することを如実に示す証拠ということができると考えます。

　遺伝子を見つけてから間もなくのころ（1999-2000 年）、ASSたんぱく質の測定法を作成し、確かにCTLN2患者では肝ASSたんぱく質が減少しているという研究をし、大学院を卒業して鹿児島大学内科学第2（肝臓内科）に入局した今村也寸志先生（現鹿児島厚生連病院）がCTLN2の患者さんを見つけ、治療を開始していました。

　この患者さんはアルギニンの効用と炭水化物の毒性およびタンパク質の治療効果を如実に示してくれました。ある時、アルギニンの投与が途切れました。その時、すぐに血

中アンモニアが上昇し、同時に血清トリグリセリド（TG）が 750mg/dl と異常に上昇しました。

　アルギニンの再開で両者ともに正常化したのですが、そのあと、何かの手違いで、炭水化物を主体とするカロリー摂取が 1600 カロリーから 2000 カロリーに増えると TG が再び 750 mg/dl を超えました。すでにこの時、たんぱく質の治療的価値を推定していましたので、炭水化物を減らし、タンパク質摂取量を増やしたところ、TG は正常化し、アンモニアの上昇も見られませんでした（Imamura et al. Hepatol Res 2003）。
　この症例から、糖質の毒性とたんぱく質の効果に注目してきました。

　糖質の毒性とたんぱく質の治療効果を示唆する研究は、2004 年、ひとりの患者（患者番号 P557S2）でも行われました。この患者さんは、後（11.1. 図 32　81 ページ）にお話ししますが、初めてピルビン酸ナトリウムの試験投与を行った方です。お姉さん（P557）が CTLN2 で、お母さんから肝臓を受け取るという部分肝移植を受け、症状がなくなりました。その妹の P557S2 も 13 歳の時に検査結果や症状から CTLN2 を発病し始めている、と考えられました。そこで、私も参加して、食事内容を記録しながら、血中アンモニア、血漿シトルリン値、ならびに血糖値を測定しました（図 26）。

　その結果は、病院食の問題点をまずは指摘できました。病院食は高炭水化物食（図では糖質になっています）で、後にもお話しますが、患者さんには食べにくい食事です。検査第 1 日目、朝食から夕食まであまり食べませんでした。が、夕食後から血中アンモニアが上昇し始めました。2 日目、お腹がすいていたのか、彼女は朝食を前日の昼食程度食べました。その直後から血中アンモニアと血漿シトルリンが上昇してきました。また、高アンモニア血症でよく観察されるように、うとうとと傾眠状態になってきました。

　これはよくない、と判断し、夕食は彼女の好きなたんぱく質と脂肪の多い食事を取ってもらいました。するとその後のアンモニアとシトルリンは低下傾向を示しました。第 3 日、朝食から好きな食事をおなかいっぱい食べましたが、血中アンモニアも血漿シトルリンもほとんど上昇しませんでした。

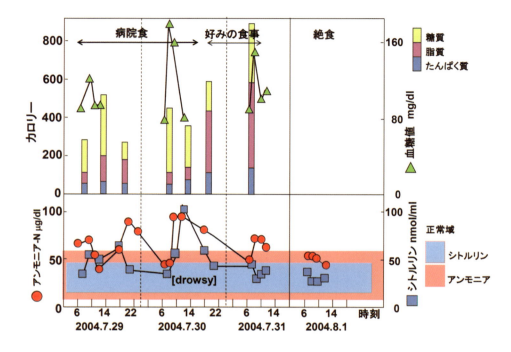

図 26. 食事と血中アンモニアの関係（P-557S2） Saheki et al. Mol Genet Metab 2010

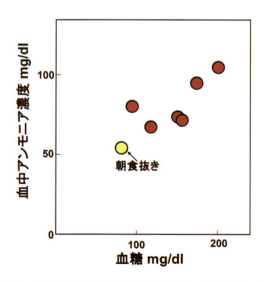

図 27. シトリン欠損症患者（P557S2）の朝食後の血中
アンモニア（最高値）と血糖（最高値）の関連性

注目していただきたいのは 2 日目と 3 日目の朝食中の炭水化物摂取量はほとんど変わらない、ということです。それでもアンモニアとシトルリン値は上昇しないということは 3 日目の朝に同時に摂取したたんぱく質と脂質が糖質の毒性を抑えたと考えられます。このことから、炭水化物（糖質）の毒性とタンパク質・脂肪の保護効果を考えました。血中アンモニアが高くなるときは血糖値も上昇気味でした（図 26）。

　そこで、各種の朝食をとってもらい、その後の血中アンモニアを測定する（図 27）と血漿アンモニアと血糖値はほぼ比例関係にありました（Saheki et al. Mol Genet Metab 2010）。この実験の再現性は人道的見地からも繰り返してはいませんが、その後の、病院食を食べた CTLN2 患者さんの状態が悪化したという論文からも炭水化物の毒性は証明されていると考えます（Fukushima et al. Int Med 2010）。

8.3. 栄養調査（図 28）

栄養素の役割を明らかにするには定量的な栄養調査を実施する必要があります。

　この時（2005-2007 年）の研究は、岡野善行先生、大浦敏博先生、武藤庫参先生、乾あやの先生をはじめとする小児科の先生方との共同研究でした（Saheki et al. J Inherit Metab Dis 2008）。解析したのは、1 歳から 37 歳までのシトリン欠損症者で、どなたにもほぼ症状のない時期でした。

　ちょうど、私どもの大学院修士課程に入学した管理栄養士の資格を持つ寺師睦美さんが実際の解析に当たりました。年齢を超えて解析できることは、エネルギーに占める各栄養素の割合です。対照には厚生労働省のホームページからの一般日本人の統計を利用しました。対照の一般日本人は、エネルギーを炭水化物から 54-58％、脂肪から 25-30％、たんぱく質 14-15％から摂取しています。これに対して、シトリン欠損症群は、平均 ± 標準偏差（SD）で表して、炭水化物から 37 ± 7％、脂肪から 44 ± 5％、たんぱく質 19 ± 2％と、炭水化物らのエネルギー摂取が減少し、脂肪とたんぱく質からの摂取が増えていました。

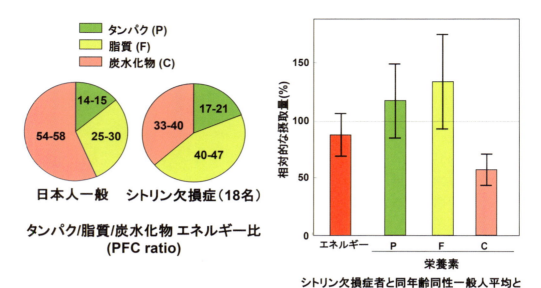

図28. シトリン欠損症の食事摂取の特徴
-18人のシトリン欠損症者の栄養解析

　絶対量はどうかと、年齢と性を合わせた一般日本人の平均値との比率を取って18名で比較すると、明らかに糖質の摂取量が少ないことがわかりました。脂肪とたんぱく質の摂取量の平均±SDは対象の日本人一般と重なっていますが、炭水化物は明らかに低い値でした。すなわち、シトリン欠損症の方の食事の特徴は炭水化物の摂取量が少なくそのエネルギーの低下を脂肪とタンパク質摂取の比率を高めることで補っている。それだけでなく、先にも述べたように、タンパク質と脂肪は炭水化物の毒性を和らげていると考えられました（Saheki et al. J Inherit Metab Dis 2008）。

　この栄養調査の結果は、信州大学の管理栄養士の中村未生さんが、CTLN2の患者でも同じである、ということを示す結果を発表し（Nakamura et al J Nutr Sci Vitaminol 2011）、確認されています。

8.4. 発症のパターン

　CTLN2発症にはいくつかのパターンがあるようです。昔の症例ではそのあたりは全くわかりませんが、遺伝子が解明でき、栄養が非常に重要であることがわかりかけてから、発症のパターンがいくつかあるように感じています。

（1）まず、前述の P557S2 さん（図 26）は、13 歳で初期の CTLN2 を発症しています。後で出て来ます経過（図 32　81 ページ）からも、小学校に上がるころから、身長が伸びなくなり、体重が増えなくなりました。その原因は給食と考えられます。これまでは給食は残してはいけない、全部食べなさい、と強要されました。そうでなくても、友達と違うことはしたくない、という意識が働き、無理して食べる、ということをします。給食は高炭水化物食です。これがきっかけと考えます。

（2）次は、飲酒です。少し飲めると無理して飲みます。ここから開始します。

（3）次は結婚です。結婚前は、自分の食嗜好を押し通してきました。しかし、新婚で、新婦のおいしい料理を食べなければいけなくなります。当然、新婦のおいしい料理は高炭水化物食です。この時期に発症した方もかなりいます。

（4）もう 1 つのパターンは、大浦先生に教えていただいた症例ですが、一晩にカンロ飴の袋を 1 つ空けてしまったそうです。甘いものは基本的にはエネルギー源ですから本能として要求するものです。それが普通は抑制されていますが、どこかでその抑制が取れて、甘いものを一度に大量に摂取した場合です。

　以上、挙げた例は、いずれも食嗜好の崩れが発症を招いたと考えます。

（5）もう 1 つ重要な発症原因は、病院への入院です。病院で高炭水化物食を処方される、後述（70 ページ 9.3.）の高濃度グルコース液やグリセオール（グリセロール／フルクトース液）の輸液治療を受けた場合です。

　問題はこれ以外のパターンがあるのかどうか、知りたいところです。わかれば、予防が可能です。

9. CTLN2 治療法の変遷

9.1. 初期の治療

CTLN1 も CTLN2 も同じころ、1962 年に最初と思われる論文が発表されています。CTLN1 は、知的障害を伴った新しいアミノ酸尿症（シトルリン尿症）として発表されています。CTLN2 に関しては、肝脳疾患という病名で少なくとも 2 つの疾患が同じころに文献に記載されています。1 つは、門脈─大循環のシャントを持つ病気で肝脳疾患特殊型として猪瀬 正先生が 1949 年に記載しています。他は、白木博次先生らが 1962 年に肝脳疾患類癥痕脳型として記載した症例が CTLN2 の最初の症例と思われます。どちらも同じような症状を示しますが、まったく異なる疾患です。猪瀬先生の症例は門脈と大循環の間にシャントができ、アンモニア濃度の高い血液が大循環に回り脳症状を起こすものです。白木先生の症例が CTLN2 と思われます。しかし、この頃は猪瀬先生の特殊型と白木先生の類癥痕型の鑑別が行われたかどうか不明です。

1968 年に宮腰 孝先生らが『猪瀬型肝脳疾患とシトルリン代謝異常』という発表をして、シトルリン血症との繋がりが出てきますが、これらの症例は、血清アミノ酸のパターンからは猪瀬型というよりも類癥痕脳型すなわち CTLN2 と思われます。この頃から豆類や高タンパク質の食品を偏食することが書かれています。

この頃の患者さんはほとんどが精神科で治療されています。最近でも、最初は精神科で精神科疾患と診断される患者さんが多い（約 50%）ことからも納得できます。経過は数か月から 10 数年となっています。どのような治療が行われたのかの記載は少ないので、推定しかできませんが、すでにこの頃にはたんぱく質、アミノ酸からのチッソが高アンモニア血症の原因であることはわかっていましたので、低たんぱく高エネルギー食であったと推定されます。しかし、それほど、強力に低たんぱく食を投与されたのではない、または全エネルギー摂取量も少なかったと考えられます。

9.2. 肝移植

エポックメーキングな治療法は、肝移植です。この治療法で、血中アンモニア値だけ

でなく血漿または血清シトルリンやPSTIなどの値も正常化し、代謝的には全く治癒した、という状態になります。

　一番はっきりしているのは、嫌いな食べ物がなくなり、以前の、たんぱく質と脂肪の多い食事はそれほどほしいとは思わなくなる、という食嗜好の変化です。これは小林先生がアンケートを取ってまとめています（図29）。図の中に嗜好の変化が書かれています。手術前はたんぱく質性の食品を好んだが、手術後は、極端な食嗜好がなくなり、アルコールも飲めるようになったというのは注目に値します。

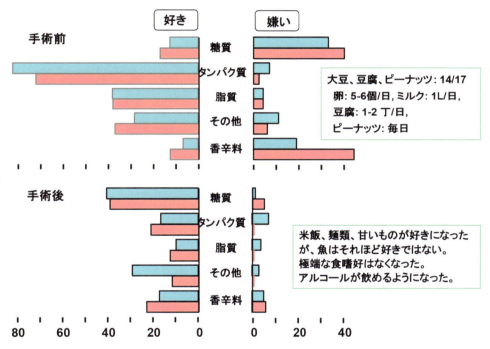

図29. 17人のCTLN2患者の肝移植前後の食嗜好：男性（青）10名；女性（赤）7名

　最初に肝移植を実施した症例は、久留米大学の谷川久一先生の症例で、私たちは肝臓酵素の検索をしてCTLN2と診断しましたが、患者さんはアメリカピッツバーグに赴きピッツバーグ大学で肝移植の第1人者であるスタズル教授（Thomas E. Starzl）のもと、当時この教室に留学していました藤堂 省先生（その後、北海道大学教授）の執刀で肝移植を受けました（Todo et al. Hepatology 1992）。その後、多くの患者さんが肝移植を受けています。特に信州大学では内科の池田修一先生、矢崎正英先生の術前術後の管理のもとに消化器外科の川崎誠一先生、幕内雅敏先生によって多くの患者さんが肝移植に

よる治療を受けました。CTLN2 は肝移植で劇的に治療できますので、外科医としては、肝移植を実施したい疾患のトップではなかったかと思われます。ただ、肝臓提供者の問題があり、そう簡単にはできません。しかし、今でも内科的治療が無効の場合には肝移植は最も有効な治療法でもあります。

肝移植の前に重要な決定事項がありました。誰が肝臓を提供するかです。まだまだ死体肝からの移植が少ない中、多くはご両親やご兄弟などの肉親から部分的に肝臓を提供されました。提供者の適否は、シトリン欠損症の遺伝子をホモ接合体として持っていないことがまず絶対条件です。

現在はもちろん遺伝子診断ができるので、確実に肝提供者の遺伝子はわかります。しかし、初期の遺伝子がわからない時には、今考えると非常に危険な決定法を使っていました。遺伝子の発見以前、CTLN2 の診断は、最終的には肝臓の ASS 活性で決めていました。しかし遺伝子がわかった時に肝 ASS 活性低下はシトリン欠損の二次的現象であることが判明しました。ですから、*SLC25A13* の両アリルに変異があっても、発症前には ASS 活性は低下しません。

事実、遺伝子がわかってからの 1 症例では、肝移植を申し出た兄弟 3 名は、ともに患者と同じ変異を持つことがわかったこともあり、シトリン異常を持つ方の肝臓を患者に移植するというようなこともあり得たことがわかり、何事もなかったことに安どしたことでした。

9.3. 従来の治療法の問題点：高濃度グルコースの輸液、グリセオール投与、高炭水化物食の危険性

ある時期から患者さんの経過が非常に速くなっています。その時期には 1 週間程度の経過で亡くなる患者さんも多くなっています。この時期は救急医療が発達し、高アンモニア血症で運び込まれた患者さんに施行される強力な治療（高濃度グルコースの投与や脳浮腫へのグリセオールの投与など）が急性悪化の原因と考えられます。特にグリセオールの問題は、その使用の初期にはその危険性に気付きませんでした。グリセオールが何かを知らなかったからですが。

小林先生と二人で、信州大学を訪問し、共同研究の打ち合わせをしたときに、「患者さんが急激に亡くなる」ということを池田先生、矢崎先生からお伺いし、何か強い毒性物質が産生されているのだろうか、と考えました。

表3. 脳浮腫治療が行われたCTLN2症例報告

症例	年齢（性別）	脳浮腫へ治療	予後	文献
1	21(m)	Glyceol	悪化	Shoda et al（1986）
2	46(m)	Glyceol + HD	悪化	Yamamoto et al（1986）
3	35(m)	Glyceol	悪化	Ikeda et al（1987）
4	24(m)	Glyceol	悪化	Shindo et al（1991）
5	29(m)	Glyceol + PP	悪化	Yuki et al（1991）
6	41(m)	Glyceol + PP	悪化	Ishii et al（1992）
7	40(f)	Glyceol + CAPD	回復	Oshiro et al（2002）
8	37(m)	Glyceol	悪化	Imamura et al（2003）
9	24(m)	Glyceol	悪化	Takahashi et al（2006）
1	48(m)	Glyceol + Mannitol	悪化	Ishikawa et al（2000）
2	29(m)	Glyceol + Mannitol	悪化	Hoshi et al（2002）
3	31(m)	Glyceol + Mannitol	悪化	Yazaki et al（2005）
4	40(f)	Glyceol + Mannitol	悪化	Yazaki et al（2005）
1	21(f)	Mannitol	回復	Takashima et al（2002）
2	40(m)	Mannitol	回復	Yazaki et al（2005）

HD, hemodialysis; PP, plasma pheresis;
CAPD, continuous ambulatory peritoneal dialysis
Glyceol は 10% glycerol と 5% fructose を含む。
グリセオールを投与された患者は1例を除いてすべてその後悪化しているが、
マニトールを投与された場合には回復している。

　その帰りのタクシーの中で、患者さんに投与されているのがグリセオールという薬剤だとして、「その成分は？」と考えました。もしかしてそれは、グリセロールか、と思いつきました。その後、成分は、グリセロールと果糖とわかりましたが、どちらも糖質であり、肝細胞の細胞質でNADHを産生する物質だと気付きました。鹿児島に帰り着き、早速、矢崎先生とこの件を協議し、その後の患者さんでは、同じ作用を持つが、ほとんど代謝されないマニトールに切り替えていただきました。その結果、患者さんの悪化はなくなりました。その後、池田先生から厚生省に危険情報を入れ、添付資料に、CTLN患者には投与しないようにと記載されることになりました。

　グリセオールを使用して悪化した症例を文献で調べました。その結果を、矢崎先生が論文にまとめられました（Yazaki et al. Int Med 2005）。しかし、危険情報が出された

以降もごく最近までグリセオールを使用して患者さんが亡くなる例もあり、ますます、このような本を出版する必要性を感じました。

　さらに、高炭水化物食の危険性が認識されるようになりました。

　特に肝疾患の治療食は高炭水化物・低たんぱく質食ですので、病院に入院すると悪くなる、というようなこともわかってきました。また、むしろたんぱく質・脂質に富む食事が発症を抑える傾向があることも患者さんの食事と臨床検査の結果、さらにはモデルマウスの結果からはっきりしてきました。

　また、ピルビン酸ナトリウムやMCTの有効性がわかってきて、現在ではもはや、死に至る疾患ではなくなったと言って過言ではないでしょう。現在、研究中の治療薬、治療法については後に詳しく述べます。

10. シトリン欠損症の多彩な症状が生じる機構（病態生化学）

シトリン欠損症において、糖を摂取して高アンモニア血症になる、という事実は不思議な現象で、これまでの常識を破ることです。そのために、これまでは治療法を間違っていたということです。その他のいろいろな症状がどのような機転で生じるのか、その機構を病態生化学的に解説します。もちろん、完全に解明されているわけではないので、推測も入り、仮説にすぎない説明もあります。今後、証明されなければいけないことも多くあります。しかし、まずは仮説を立て、証明することで本当のことがわかってきますし、基本的な病態発症の機構はシトリンの機能欠損で説明できるはずです。

10.1. 高アンモニア血症、低たんぱく血症、凝固異常、成長障害

シトリンの欠損は、①アスパラギン酸をミトコンドリアから細胞質に輸送できないこと、ならびに、②シトリン、すなわち AGC がリンゴ酸アスパラギン酸シャトルの一員であるためにシトリンの欠損は、①だけでなく細胞質 NADH の還元当量をミトコンドリアへ運べないという 2 つに機能不全が相まって高アンモニア血症を起こすと考えられます。

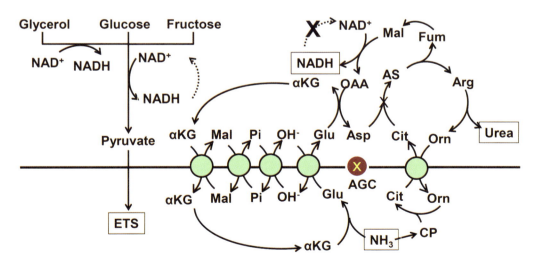

図 30. シトリン欠損症における糖質毒性の機構（仮説）

①だけであれば、細胞質でアスパラギン酸を合成できるはずです。しかし、②がある
ために細胞質でのアスパラギン酸の合成は起こりにくい状態にあります。なぜなら、ア
スパラギン酸の合成にはオキザロ酢酸が必要です。

　　オキザロ酢酸＋グルタミン酸　→　アスパラギン酸＋a-ケトグルタル酸　　　　　　（1）

　オキザロ酢酸が供給できる環境とは、細胞質の $NADH/NAD^+$ の比率が低い条件です。
それは、

　　リンゴ酸＋NAD^+　→　オキザロ酢酸＋$NADH$　　　　　　　　　　　　　　（2）

の反応によってオキザロ酢酸が供給されるからです。

　すなわち、オキザロ酢酸濃度は次の式で示されます。

　　[オキザロ酢酸] $\propto$ [リンゴ酸] $\times$ [NAD^+] / [$NADH$]　　　　　　　　　　（3）

　$NADH$ 濃度が高くなるとオキザロ酢酸濃度は低下します。

　また、細胞質でオキザロ酢酸を使ってアスパラギン酸を供給する（1）の反応の方
向性は、リンゴ酸アスパラギン酸シャトルの場合と逆向きになっています（3.7.1.；図6
23 ページ参照）。すなわち、細胞質でのアスパラギン酸生成とリンゴ酸アスパラギン酸
シャトルは同時には存在しえない、ことがわかります。ほかのなんらかの $NADH$ シャ
トルが働かないと細胞質ではアスパラギン酸を合成できません。特に細胞質で $NADH$
が産生されるような環境、すなわち、①グルコースやフルクトースなどの糖の肝臓への
取り込みが増え、解糖系が促進するような条件、②飲酒後のエタノール分解が促進し、
$NADH$ が産生される条件、③ mGPD の活性の低いヒト肝臓では特にグリセロールの分
解が促進するような条件、はすべて細胞質の $NADH$ を上昇させます。これらの条件で
は、ミトコンドリアからのアスパラギン酸の供給がシトリン欠損で障害されていると、
アスパラギン酸の供給は断たれ、尿素サイクルは回転しなくなります。このシトリン欠
損状態での尿素サイクルを表したのが図 30 です。

　図 30 は、シトリン（AGC）欠損条件下でのアンモニアからの尿素合成を描いたもの
です。この条件下でも尿素合成は可能です。ただし、ここでは、グルタミン酸がミトコ
ンドリアから供給され細胞質でアスパラギン酸を生成します。これで尿素合成は可能で
すが、シトリンがない条件で、細胞質でアスパラギン酸が生成されるにはオキザロ酢酸
の再生が必要です。そのため、リンゴ酸の酸化によってオキザロ酢酸が生成されます。
この時に $NADH$ を生じますので、尿素合成を次々進めるには、$NADH$ の酸化が必要に

なります。細胞質で NADH を生じるような反応が進行すると尿素サイクルは回らなくなる、という結果になります。言い換えると、尿素合成経路の ASS 反応の段階でアスパラギン酸不足になり、尿素合成は低下し、アンモニアレベルが上昇することになります。

また、この条件下でのもう 1 つの要因は、細胞質の NADH 濃度が上昇すると解糖系のグリセルアルデヒド 3-リン酸脱水素酵素が阻害され、解糖系が進まなくなります。これはミトコンドリアへのピルビン酸の供給低下になり、また、リンゴ酸アスパラギン酸シャトルからの NADH 輸送も止まっているので、ミトコンドリアは ATP 合成低下にもなってしまいます。これらは相まって、尿素合成の阻害→アンモニアの蓄積→高アンモニア血症を誘発します。

非常に重要なことは、CTLN2 の高アンモニア血症は摂食時に起こるということです。意識障害や異常行動もほとんどは夕方から夜間におき、朝になると全く正常化するという日内変動現象も多くの症例で観察され、報告されています。磐城共立病院の矢島義昭先生は血中アンモニアの日内変動について詳しく報告されています（矢島ら：肝臓 1981）。摂食時に糖質摂取が原因となって高アンモニア血症を起こし、上記の症状が起こると考えると納得できます。また、CTLN2 の高アンモニア血症は通常は継続せず、一過性で、正常化することです。ほぼこの高アンモニア血症に伴って症状が出現すると考えられます。高アンモニア血症がなくても症状が出る、と主張される医師もいますので、まだ、別の機構による脳障害も起こっているのかもしれません。

細胞質でアスパラギン酸を必要とする反応はすべてアスパラギン酸不足の影響を受けますので、たんぱく質合成が低下し、低たんぱく血症や凝固異常を起こします。また成長障害も起こします。

10.2. 低血糖

低血糖の発症機構はすでにシトリンの機能の稿（6. 図 25　57 ページ）で述べましたように、乳酸からの糖新生にシトリンが必要であること、またグリセロールなどの還元された物質からの糖新生で生じる NADH の処理ができないことによります。具体的には、幼児・小児で、感染症や疲れ、食欲がないなどで、長時間食事を取らないと低血糖

になりやすいので、気を付ける必要があります。一気に大量に摂食することが苦手なため補食の必要性があります。

15.3. の「症例解析から学ぶ」の1）と3）（100〜101 ページ）は低血糖症を呈した症例です。

10.3. 脂肪肝の発症機構

脂肪肝の発症機構に関しては信州大学の田中先生、青山先生のグループが、β-酸化に必要な遺伝子発現に関わるたんぱく質、転写因子（遺伝子から mRNA を合成するときに必要なたんぱく質）のレベルが低下したことによるという結果を報告しています（Komatsu et al. BBA 2015）。

このことは大阪大学の乾先生や私どもと CTLN2 の病因解明に参加してきた鹿児島厚生連病院の今村也寸志先生が、CTLN2 患者の血漿中のケトン体レベルが低いこと、その後、病状が改善するとケトン体のレベルが回復することを報告している結果（Inui et al. Gastroenterol 1994; Imamura et al. Hepatol Res 2003）と一致しています。その他に脂肪の合成を促進する因子も考えられますが、確たる証明はありません（6.2. 57 ページ参照）。

10.4. 血漿アミノ酸の変化とその病態生化学

まだ、病因遺伝子がわからない時期に、CTLN2 の血漿アミノ酸分析をかなり詳しく行いました（Saheki et al. J Clin Biochem Nutr 1986）。

特徴を列挙しますと、
（1）血漿（または血清）シトルリンの上昇は、多くは CTLN1 ほどには著しくなく、1000 nmol/ml 以下である。
（2）血漿アルギニンは CTLN1 とは異なり、CTLN2 では上昇する。
（3）血漿スレオニン / セリン（Thr/Ser）比が上昇する。
（4）フィッシャー比（血漿中の AA/BCAA：分枝アミノ酸 / 芳香族アミノ酸の比）が上昇する。その上昇は BCAA（分枝アミノ酸）の低下に基づき、AAA（芳香族アミノ酸）は上昇しない。

(5) 血漿アラニンやグリシンのレベルが低下する。

以上の変化の機構について、現在の解釈を述べてみます。
(1) 血漿アルギニンがCTLN1とは異なり、CTLN2では上昇する。これはシトルリン血症を、「質の異常型」と「量の異常型」に分けた時から一番の特徴と考えていました。その当時は「量の異常型」、CTLN2では肝臓のASS活性が低下するが、腎臓のASS活性は正常であることに起因すると考えていました。

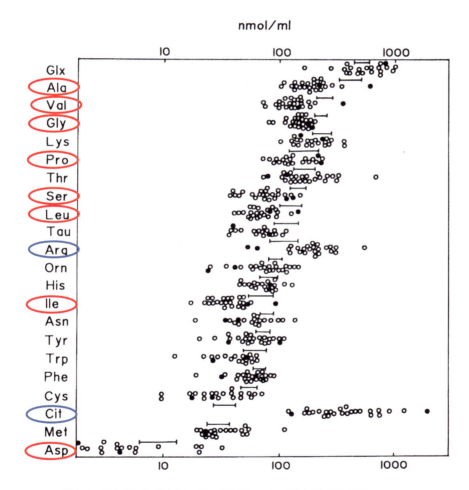

図31. CTLN2患者血漿アミノ酸パターン（黒丸はCTLN1）
赤丸で囲んだアミノ酸は減少、青丸で囲んだアミノ酸は増加

アルギニンの合成は、小腸でシトルリンが合成され、腎臓のASSと次の酵素アルギニノコハク酸リアーゼの作用でアルギニンが合成されます。それに対してCTLN1では全身のASS活性に異常があるわけですから、腎臓でのアルギニンの合成も低下します。しかし、CTLN2では、肝臓から漏れ出したシトルリンが血漿中に増え、これが腎臓に運ばれ、正常活性の腎ASSはアルギニン合成を促進する。だから、血漿シトルリンと血漿アルギニンの比は同じように上昇する、と考えました。

　しかし、CTLN2の病因がシトリンの欠損であることがわかり、今のところは次のように考えています。肝臓にはシトリンの発現があり、アイソフォームのアララーはほとんど発現していませんが、腎臓ではシトリンもアララーも同じように発現しています。そこでシトリンが腎臓で欠損しても腎臓にはアララーが存在するので、腎臓でのシトルリンとアスパラギン酸からのアルギニンの合成には支障がないと。ただ、これはまだ本当にそうかどうかの実証実験はできていません。

　（2）血漿スレオニン／セリン（Thr/Ser）比が上昇する。
　この比を計算したのは、アミノ酸分析上で隣り合わせて検出されるので、気づいた特徴で、特に意味はないのですが、診断上には役立っています。どちらも水酸基を持つアミノ酸ですが、なぜかに関しては、本当のところはわかりません。代謝マップ（地図状に書き表した代謝経路図）を見てみますと、スレオニンの分解にはNAD^+を必要とする経路があるので、分解が遅いのかもしれない。それに対し、セリンの合成には同じくNAD^+を必要とします。そこで、細胞質NADHが上昇するようなシトリン欠損症ではスレオニンは分解が遅れ、上昇し、セリンは、合成が進まず低下するので、その比は上昇することになる、という解釈です。

　（3）フィッシャー比（血漿中の分枝アミノ酸／芳香族アミノ酸の比）が上昇する。
　この比は、肝障害のマーカーとなっていて、臨床ではしばしば、参考にされます。これは分枝アミノ酸（バリン、ロイシン、イソロイシン）の代謝は筋肉主体であり、アンモニア代謝と関連があり、利用が促進し、肝疾患では低下する。これに対し、芳香族アミノ酸（フェニルアラニン、トリプトファン、チロシン：ただし、トリプトファンは血漿アルブミンと結合しているのでフィッシャー比からは除かれている）の分解代謝は肝臓主体であるので、肝障害があれば、当然上昇する。その結果、フィッシャー比が上昇する。しかし、CTLN2では芳香族アミノ酸の上昇はほとんどなく（肝障害はそれほ

どもない）、分枝アミノ酸の低下が著しいので、フィッシャー比の上昇を起こしている。この比は、CTLN2 の高アンモニア血症の状態を反映するものと考えています。

（4）　血漿アラニンやグリシンのレベルが低下する。

アラニンの低下は、解糖系の抑制と細胞質 NADH/NAD$^+$ 比の上昇によって、ピルビン酸濃度が低下することによるのではないか、と考えています。これはまた、治療との関連性が出てきます。グリシンの低下はよくはわかりませんが、セリンからグリシンが合成されるので、セリンの低下を反映しているのかもしれません。

10.5.　種々の症状の発症機構、検査所見の病態生理についての考察

まだまだ、実証できていない、または十分にはその機構がわからないことは沢山あります。NICCD における多アミノ酸血症や黄疸の発症機構は不明です。ATP 低下などによる肝障害が生じているというのが多くの小児科医の解釈です。

ガラクトース血症の原因については、私がいた鹿児島大学生化学研究室の助教、飯島幹夫先生が文献から面白い解釈を見つけました。それは、乳糖に含まれるガラクトースの分解経路の酵素 UDP-ガラクトースエピメラーゼ（UDP-galactose epimerase）は酸化還元酵素ではないにもかかわらず、酵素表面に NAD$^+$ を結合していて、触媒活性に関与していますが、その作用は NADH で阻害されるというものです。これを適用すると、NADH 上昇が同じくその発症機構に関与する、という考えになります。が、まだ実証されていません。小児科医は同じく肝障害によると考えています。

私が昔、医学生の時習ったことで、印象に残っているある教授の言葉は、『ひとつの疾患で生じる症状はすべて同じ原因に起因している、と考えるべきである』、というものです。この疾患の場合は、細胞質 NADH の処理ができない、というのが一義的な原因である、と考えています。ですから、すべてはこの現象から起こっているのではないか、と考えています。ただ、必ず実証する必要があります。

血漿中の PSTI（pancreatic secretory trypsin inhibitor; 膵臓由来の分泌性トリプシンインヒビター）は非常に感度よく CTLN 発症を予見するマーカーといわれています。残念ながら、この検査法は現在試薬がなく実施できません。この PSTI は通常は

膵臓で合成され、血中に出現するたんぱく質ですが、CTLN2では肝臓での転写が促進し（mRNAが上昇し）、肝臓内のたんぱく量が増え、血中に高濃度に検出されます（Kobayashi et al. Hepatology 1997）。ただ、このたんぱく質がCTLN2患者肝臓中でなぜ合成が高まるのかについては、データがありません。マウスでは同じ現象が観察されないからでもありますが。

　同じく、人では見られるが、マウスでは観察できない現象があります。この研究の発端となった、CTLN2患者の肝臓ASS活性、たんぱく質が減少しているという現象です。肝臓の生検は病状がかなり悪くならないとなかなかできません。患者さんの肝ASSはこれまでの多くの解析から平均で正常の約10％以下に低下しています。昔のノートを繰ってみると中にはASS活性が50％や70％の人もいました。その他の検査結果からCTLN2と診断したのですが、その時はなぜ低下していないのだろうと不思議に思いました。今となっては肝ASSの低下はシトリン欠損に伴う、二次的な減少ですから、低下していなくても症状が出ておかしくありません。ではなぜ低下するのか、これがいまだに解決しない最大の謎です。NICCDの患者さんの解析ではほとんど低下していません。体調が悪くなる方では肝ASSは低下している可能性が高いと考えられます。マウスでは、そこまで症状が悪化していないということを示しているのかもしれません。この辺りは次の治療法に関わってくるかと考えます。

11. 新しい内科的治療法

11.1. ピルビン酸ナトリウムの治療効果

　ミトコンドリア学会に出席した時、東京都立老人総合研究所の田中雅嗣先生からこのシトリン欠損症の治療にピルビン酸ナトリウムが有効となる可能性がある、という示唆をいただきました。

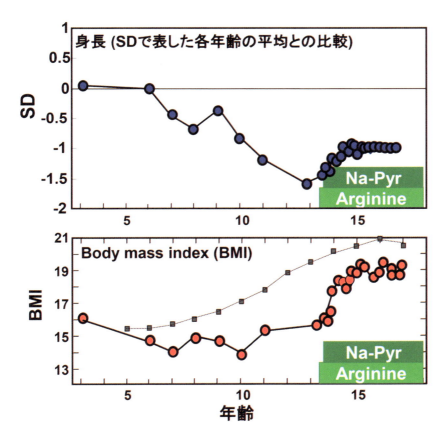

図32. シトリン欠損症症例（P557S2）の身長とBMIに対する
アルギニンとピルビン酸ナトリウムの投与効果

Mutoh et al.　J Inherit Metab Dis 2008

　田中先生はミトコンドリアの病態研究を長年継続されて、ピルビン酸の働きに注目されていました。7．（59ページ）で述べたように、シトリン欠損症マウスは生体レベルで

は症状を出しませんでした。しかし、大阪府立大学の森山光章先生が行った肝灌流系を用いた実験系では、尿素サイクルは阻害されていました。この時に灌流液中の乳酸とピルビン酸の比を変えるとみごとに乳酸で阻害され、ピルビン酸で正常化する様子が観察されました（Moriyama et al. J Hepatol 2006）。

　その後、シトリン欠損症へのピルビン酸ナトリウムの効果ということで特許を取得しました。が、なかなか薬剤化は難しくいまだに成功していません。しかし、臨床研究としては、効果があることが実証されてきています。

　最初の症例は、静岡島田市立病院の武藤庫参先生の患者さんでした（Mutoh et al. J Inherit Metab Dis 2008）。前述（8.2. 62 ページ）の P557S2 と名付けた患者さんは、お姉さん（P557）が CTLN2 と診断され、お母さんの肝臓の移植を受けました。P557S2 さんは次第に痩せる、成長障害が出る、疲れる、胃腸障害が出るなどの症状があり、血中のシトルリンの上昇、PSTI の上昇を起こしてきました。CTLN2 の初期にあると判断しました。ご両親は、姉と同じようになるのであれば、予防的に父親の肝臓の移植をしたいと武藤先生に訴えました。そうもいかないと、武藤先生は、私に相談されました。まずはアルギニンの投与を行いましたが、効果はありませんでした。

　そこで、武蔵野化学研究所からピルビン酸ナトリウムの提供を受け、試験的治療を開始しました。するとすぐに効果が出てきました。まず、爪や髪の毛の伸びが早くなったとのことでした。疲れが取れました。なんと体重も身長も服用直後から改善し始めたのです。さらに少し時間をかけて、検査成績が正常化してきました（図 32）。

　ある時、効果検定のため、服用を少しの間、中止したいとお願いしたのですが、患者さんに拒否されました。調子のいい状態をこわしたくないということでした。この方は13 歳の時（2004 年）から 10 年以上ピルビン酸ナトリウムの服用を続けています。

11.2. タンパク質、アミノ酸、および MCT の効果

　Ctrn/mGPD ダブル-KO マウスがシトリン欠損症モデルとして十分使えるということがわかり、このマウスをどう有効に使えるかになりました。ちょうどその頃、2006 年 3 月に私は鹿児島大学を定年退職しました。まだまだ、やるべきことがある、という

気持ちが強く、研究のできるところはないものかと考えていたのです。

　徳島大学の恩師、勝沼信彦先生が、同じ徳島の私学、徳島文理大学の学長になっておられ、人間生活学部食物栄養学科教授、および健康科学研究所教授として採用していただき、栄養学の教育と研究を両立させる体制ができました。

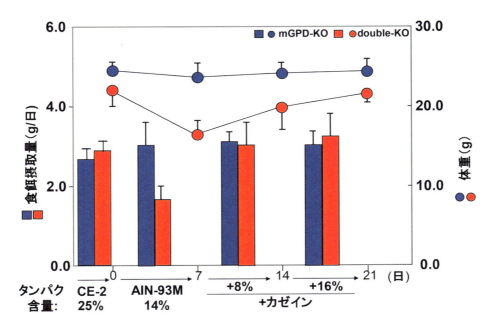

　図33．モデルマウスの食餌摂取量と体重への食餌の種類とカゼイン添加の効果
　　　　CE-2 はクレア社が提供するげっ歯類の育種用餌、AIN-93M はアメリカ栄養研究所が推奨する成熟げっ歯類の成分明記合成食

　栄養学は健康を保つにも、病気の治療にも最も基本となる学問ですので、大変うれしく勉強と教育、研究ができると考えました。事実、医学部にはない卒業研究には、このマウスはいい材料となりました。

　まずは遺伝子診断法とマウスの飼育法で、最初の卒論ができました。この時の卒論生は2名、修士課程に進みました。1年置いた卒論生の時、特に重要な結果が出てきました。これまで使っていた繁殖用固形食のCE-2から、成長したげっ歯類（マウス、ラットなど）の必要最小限の、精製した栄養成分からなる合成食餌として1993年にアメリカ栄養協会から発表された餌（AIN-93M）に、実験的に食餌を変えてみました（図33）。

ダブル-KO マウスは幼弱期には他の遺伝子型のマウスに比べ、特に体重が小さいのですが、80 日を超えた成獣ではほとんど体重差はなくなってきます。このマウスに AIN-93M を投与したところ、ダブル-KO マウスだけ食餌摂取量が大幅に落ち込み、体重が著しく減少しました。

　AIN-93M と CE-2 の成分を比較しますと、まず第 1 に、たんぱく質の含有量が著しく違い、AIN-93M では少なくなっているので、AIN-93M の炭水化物を減らし、たんぱく質であるカゼインを 8% 補給しました。

　そうするとダブルマウスは摂食量が増え、体重も元のレベルに 1 週間程度で回復しました。すなわち、このダブル-KO マウスは高炭水化物食を嫌い、その餌のタンパク量を増やせば、CE-2 のレベルまで餌摂食量が増え、減っていた体重も増えることがわかりました。

　これはまさしく患者さんで見られた、高炭水化物食が食べられず、やせてくる、という現象と同じでした。高たんぱく食が好きという食嗜好とも一致します。そこで、次にはカゼインたんぱく質を加水分解して作製された、トリプトンというアミノ酸混合物に変えても、同じ効果がみられました。

　その中のどのアミノ酸が有効かという実験をしましたが、特定のアミノ酸というわけではなさそうでした。アラニンもグルタミン酸も効果があることがわかりました。この食餌摂取量増加の効果はたんぱく質、アミノ酸だけでなく、先に述べましたピルビン酸ナトリウムにもありました（表3）。

表4. 高炭水化物食（AIN−93M）で減少する食餌摂取量と体重を回復させる効果

CE−2 から AIN93M への変化で	体重 減少	食餌摂取量 減少
アミノ酸・たんぱく質の添加効果		
たんぱく質（+8%）	増加	増加
アラニン （5%）	増加	増加
グルタミン酸ナトリウム（5%）	増加	増加
ピルビン酸ナトリウム（10%）	増加	増加
脂肪の効果		
MCT（6%）	増加	増加
大豆油（6%）	効果なし	効果なし
ラード（6%）	効果なし	効果なし
オリーブオイル（6%）	効果なし	効果なし
魚油（6%）	効果なし	効果なし

　最も興味ある効果は脂質の種類による結果でした。大豆油、ラード、魚油などの長鎖脂肪酸をその成分とする油脂には効果がありませんでしたが、中鎖の脂肪酸でできたトリグリセリドである中鎖脂肪（medium−chain triglyceride; MCT）のみがたんぱく質と同様の効果がありました。この実験は、徳島文理大学の栄養食物学科の卒論生（桂菜摘さん、横川茉奈さん、吉住由香里さん）と修士課程の学生、井上加奈子さん、それに研究室の小野裕美さんたちによってなされました（Saheki et al. Mol Genet Metab 2012）。

　MCT は、牛乳やココナッツオイルに含まれています。ピルビン酸ナトリウム、トリプトンにはショ糖投与による血中アンモニア上昇を抑制する作用も確認できています。以上の結果は、小児の成長障害を説明できる現象ですし、治療法の基本がこれで出来上がることになりました。

　すなわち、シトリン欠損症の偏食は、病気の発症を抑える効果を持つことになり、この偏食を禁止すると発症を促進することになる、たんぱく質、脂肪の摂食量が高いことは防衛本能によることを示唆しています。長鎖脂肪酸からできているトリグリセリド（LCT）が、本当に効果がないのか、検査方法によっては効果が出る可能性はないのかどうかはこれからの問題です。

　では、MCT がなぜ効果があるかという点を考えてみます。MCT は LCT と違う点は、①腸管の吸収に胆汁酸を必要としない、②腸管吸収後は中鎖脂肪酸とグリセロールはそ

11．新しい内科的治療法　● 89

のまま、門脈に入り、直接肝臓に入っていく、③肝臓では、ミトコンドリアに入る時にカルニチンを必要としない、④そのため、簡単に肝ミトコンドリア内でβ-酸化を受け、エネルギー産生を行うことができる（長鎖脂肪酸にカルニチンを結合させる酵素は厳重な調節を受けていてインスリンが分泌される摂食条件下ではあまり働かないようになっています）、さらには、⑤ミトコンドリアで生じるアセチルCoAが脂肪酸合成系に入ると、先に述べたリンゴ酸クエン酸シャトルで細胞質NADH還元当量をミトコンドリアへ運ぶことができる、あるいは、ピルビン酸クエン酸シャトルでも細胞質のNADHをNADPHに変え、NADHを低下させ、脂肪酸合成を促進する、というような機構が働いている可能性も考えられます。

　一方、アミノ酸の効果がどのように働いているかは現在のところ、まだ不明です。しかし、細胞質のNADHを減少させる作用があることは確認しています。ピルビン酸の効果は、細胞質で乳酸脱水素酵素を介して直接NADHを消費する作用とミトコンドリアに入り、エネルギー再生に有効に働いていると考えています。

12. 未解決の問題と今後の問題

12.1. 肝臓アルギニノコハク酸合成酵素（ASS）はなぜ、低下するのか。

　この研究テーマに取り組むきっかけとなった現象です。遺伝子検査によって診断できるようになる以前の診断は肝 ASS 活性の低下を検出することによっていました。

　肝臓は、開腹して肝臓の一部を削り取る（肝生検）、針を肝臓に刺して肝臓を取る（ニードルバイオプシー；needle biopsy）、肝移植時に肝臓の一部を取り検査する、という方法で検査しました。多くの検査の結果、CTLN2 罹患患者の肝 ASS は平均で正常肝の約7%にまで低下していました。数例で実施できた NICCD 患者での検査ではほとんど低下は見られませんでした。また、同じ変異のヒトでも ASS 活性低下の度合いは様々でしたので、変異の型との相関性はありませんでした。また、それほど、低下していない方もいて、その当時は、同じような症状なのになぜ、低下の度合いが違うのだろうか、と疑問に思ったものでした。

　とにかく、この結果から、この ASS 活性低下が *SLC25A13* 遺伝子変異の 2 次的な変化であることがわかります。酵素活性の低下は ASS たんぱく質の低下と並行していますので、低下は ASS たんぱく質の合成の低下によるか、分解速度の増加による、と考えられます。動物実験なら、酵素の合成と分解の速度はわりに簡単に測定可能ですが、人の肝臓ではそのようなことは不可能です。一時は、なんとかして肝移植直後の肝臓をいただき、遊離肝細胞を調製し、培養系で酵素の合成分解速度を解析しようと考えましたが、できませんでした。

　現在、またはこれから可能な方法は、iPS 細胞を用いることです。対照健常者と患者の皮膚繊維芽細胞または血液細胞を調製し、これらの細胞から iPS 細胞を作製し、肝細胞に分化させれば、解析可能です。がまだ、iPS 細胞から100%完全な肝細胞は作成できていません。近いうちにそれも可能になるのではないか、と考えています。合成か分解か、のどちらかが異常であれば、その原因は何か、の実験も可能になるはずです。まだまだ長い過程ですが、地道にやっていくしかないか、とも考えています。

ダブル-KO マウスの肝臓を使えばいいように思われますが、いまだにマウス肝臓では、ASS の活性低下は起こりません。ダブル-KO マウスにショ糖を飲ませたり、エタノールを投与したりしていますが、肝 ASS 活性は低下しません。低下しないことには実験にはなりません。

12.2. なぜ、シトリン欠損症の頻度は高いのか。

先天代謝異常症の中ではシトリン欠損症の頻度は非常に高いものと考えます。最初は日本人で2万人に1人程度と思われましたが、最近では日本でも中国南部でも8千人に1人程度と考えられます。ベトナム、マレーシア、タイでも、調査はなされていませんが、同様に頻度は高いものと考えられます。そうなると NICCD にも罹患していないシトリン欠損症者がたくさんいることになります。発症しない人が多いということは、シトリン欠損症の頻度も高くなるのはそれなりに理解できます。しかし、この変異遺伝子を持った人は、このアジアでは有利だから頻度も高くなっているのかもしれません。鎌状赤血球症の赤血球には、マラリア原虫が住めないので、マラリアには罹患しにくくなっています。それで、マラリアの多い、赤道付近では有利な遺伝子になり、頻度が高くなっています。そのようなことがあるのかもしれません。逆に、何かほかの疾患の原因になっている可能性もあります。

12.3. NICCD では乳糖除去ミルクが処方されるが、その後は、牛乳が一番の好物となるのはなぜか。

NICCD ではしばしば、ガラクトース血症を伴い、中にはそのために白内障を起こす赤ちゃんがいます。そのために NICCD と診断されると、母乳や通常のミルクは中止し、乳糖除去ミルクを与えます。乳糖はグルコースとガラクトースからなる二糖類です。ガラクトースの代謝が異常になり、ガラクトースが血中に蓄積すれば、ガラクトース血症になり、ガラクトースから異常代謝産物のガラクチトールを生じれば、白内障になります。そのため乳糖を除去するわけですが、離乳後は、なんと牛乳が一番の大好物になってしまうのです。牛乳は治療上も好影響を与えていると考えられるのですが、どこでどう変化したのでしょうか。牛乳が有効な理由は何度も申し上げましたように、良質のタンパク質であることと MCT を含んでいることです。しかし、乳糖は牛乳の炭水化物なのです。この矛盾もまだ解決していません。

12.4. 同じ変異遺伝子を持っていても、NICCD や CTLN2 を発症する兄弟と全く発症しない兄弟がいるのはなぜか。

これまでに、同じ遺伝子異常を持った兄弟で、1 人が CTLN2 に罹患し、他は罹患しなかった兄弟ペアーが 4 組存在します。NICCD ではもっと多数にそのような例が知られています。1 人が NICCD とわかったので遺伝子検査を受けたら、兄弟が何人か同じ変異遺伝子を持っていた、という例です。ここでも NICCD に罹患しやすさと罹患しにくさがあったわけです。なぜ、そのような差が出るのでしょうか。発症には、元来の遺伝子変異だけでなく、その他の遺伝子の影響や環境因子が関係します。環境因子の主なものは食事です。

病因遺伝子以外でその病気発症に関わる遺伝子を修飾遺伝子（modifier gene）といいます。この修飾遺伝子がわかれば、その有無で発症にしやすさがわかります。発症しやすい人の場合はあらかじめ、発症予防策が取れるかもしれません。少なくとも日ごろから発症に注意することで発症も防ぐことができます。さらにはその遺伝子関係から新しい治療法がわかってくるかもしれません。

この修飾遺伝子を発見する方法論は、上記の兄弟ペアーですべての遺伝子を調べ、共通の遺伝子多型があれば、その候補になります。現在の技術ではすべての遺伝子のたんぱく質になる部分（エクソン）を検査するにはエクソーム配列決定法という方法があります。現在、その方法論に基づいて修飾遺伝子の発見に努めています。

12.5. その他の問題点とその解決

実は現在、論文を作成し、科学雑誌に投稿中のデータがあります。これもこの本に書きたいのですが、研究の同業者による peer review という審査を受けてからの方がいいと今のところはここに書くのは遠慮しました。

内容は、CTLN2 の発症誘因となっている、ショ糖（砂糖）、アルコール（エタノール）およびグリセロールを、どの程度嫌うかどうかの飲用量試験（two bottle test）を 4 種のマウスを用いて行い、確かに double-KO マウスが高濃度の上記溶液を嫌うこと、その他のマウスの反応、ならびに嫌うこと（忌避 aversion）とつながる可能性のある

肝内代謝物を明らかにする、という研究です。

　Two bottle test というのは、マウスのケージに 2 本の飲用瓶を用意し、1 本には水を、他方には試験する溶液を入れ、1 日に、どちらの液をどれだけ飲むか、重量の減少量で測定し、その液の摂取量と嗜好度を計算して比較します。

　ショ糖は、ダブル-KO マウスのみ、高濃度（10-20%）溶液を嫌い、他のマウスはショ糖大好きです。エタノールやグリセロールになると、ダブル-KO マウスだけでなく他の Ctrn-KO や mGPD-KO マウスも高濃度（5-10%）溶液を嫌うようになります。これがなぜかを肝内代謝物を測定して検討した、という研究です。

　この結果からは、なにを指標にして治療効果がある物質を探すか、といった答えも見えてきます。また、ショ糖に比べアルコールやグリセロールの、細胞質 NAD を還元する力がいかに強力かがわかります。シトリン欠損症でない方もあまりアルコールは飲みすぎないようにすべきだと、この結果からつくづく思いました。

　実は、アルコールの飲みすぎの時に飲む薬というのが、味の素から「乾杯」、という名前で発売されています。この薬の成分は、アラニンとグルタミンです。ネズミにアルコールを飲ませ、同時に各種アミノ酸を含む液を自由に選べるようにしたところ、ネズミはアラニンとグルタミンを選んだ、ということから作られた薬です。私たちの研究はシトリン欠損症の治療薬を見出す、という動機で始まっていますが、この研究はそのまま、飲みすぎの薬の研究にもつながっています。私たちの研究ではアラニンやグルタミンだけでなくいろいろなアミノ酸に同じような作用があることを見出しています。が、どれが一番いいかをいろいろな観点から探究しているところです。これまでの話から、アルコールを飲むときにはたんぱく質を同時に摂取することが大切だということはおわかりいただけたかと考えます。

　肝がん hepatoma と膵炎 pancreatitis が CTLN2 患者で多い理由もまだ全く解明されていません。肝がんは CTLN2 患者の 10% に、膵炎は 20% に見られています。肝がんの発症に、血漿シトルリン高値が関連するという発表がありましたが、大人の新生児型シトルリン血症ではそのようなことは観察されていないので、考えにくいのではないか、と推察しています。膵炎は、アルコールの飲みすぎ、高トリグリセリド血症で発症しま

すので、細胞質の NADH 上昇や高脂血症が発症に関連する可能性があります。

13. 臨床各科とシトリン欠損症の関連性

13.1. 小児科と小児外科

シトリン欠損症のことを一番よく知っているのは小児科医です。それは、新生児マススクリーニングで先天代謝異常の疑いのある新生児の鑑別診断が必要だからです。ガラクトース血症や、チロシン血症、フェニルケトン尿症などと診断される新生児の中にかなりの数のシトリン欠損症が含まれるので、鑑別診断が必要になります。次に黄疸が長引く新生児、小児の場合は、胆道閉鎖症の可能性があります。この病気の場合は早く手術する必要があります。その意味でも小児科医と小児外科医はシトリン欠損症の鑑別診断が必要になります。小林先生の業績を賛辞した文を書いたマレーシアの Thong 教授もその文章の中で、シトリン欠損症の発見で、胆汁うっ滞症の外来が劇的に変化したと述べています。小児の成長障害、低血糖症の原因でもあることから、小児科との関連性はますます高くなっています。

13.2. 消化器内科

これまでの CTLN2 症例報告の半数は消化器内科からになっています。高アンモニア血症でどうも少し肝臓障害もありそうだ、となると消化器内科医の出番になります。消化器内科の先生方にとっては、糖質で血中アンモニアが上昇する、また、低たんぱく高炭水化物食が本疾患にとっては悪い効果があるというのは大きなインパクトがあった、と考えます。

13.3. 神経内科

意識障害、てんかん様発作などの症状は神経内科医の領分になります。また、信州大学の神経内科医の池田修一先生と矢崎正英先生は肝臓移植を行う CTLN2 患者の術前術後の管理を非常に多数症例で経験しています。この 2 人の神経内科医が、今、一番 CTLN2 の臨床をご存知の内科医と断言できます。認知症と考えられた高齢者にシトリン欠損症が見つかりました。その意味では高齢者医療にも関連性があります。

13.4. 消化器外科

CTLN2 にとって一番有効な治療法は今のところ、肝移植になります。CTLN2 患者への肝移植第 1 例は、久留米大学の消化器内科の谷川久一先生が、世界の肝移植の第 1 人者であるアメリカペンシルベニアのスタズル先生に紹介して実施されました。その後、日本でも数多くの肝移植が行われました。肝移植医にとっては、CTLN2 患者の肝移植は結果が非常にいいので、実施したい疾患の代表になります。しかし現在は食事療法とピルビン酸や MCT が有効な例が多く、それらが無効な症例で初めて肝移植が実施されています。

13.5. 救急外来

これまで急激な死亡例が出ているのは、特に救急に運び込まれた患者さんです。ほとんど意識障害だけで運び込まれた患者さんの救急の治療法は、高濃度のグルコースの投与であり、意識障害にはグリセオールが投与されましたので、多くの患者さんが急激に亡くなっています。鑑別には、高アンモニア血症の発見とこれまでの食癖を聞き出す以外にはないかもしれません。逆に、シトリン欠損症の方は何かの場合に救急外来に搬送される可能性を考え、周りの方々に、自分がシトリン欠損症であることを告げておき、救急での適切な治療が受けられるように準備しておく必要があります。

13.6. 精神科

CTLN2 の初期診断の 50％は、精神科の疾患です。てんかん、うつ病、統合失調症などです。CTLN2 の症状は、これら精神科疾患と鑑別は大変難しいものと考えます。精神科で正しく診断された例は、高アンモニア血症の検査結果があった場合です。ただ、CTLN2 の高アンモニア血症は、夕方から夜間にひどく朝になると正常化する場合が多いので、朝、正常だったとしても CTLN2 を除外できません。高アンモニア血症が見つかれば、次には血漿アミノ酸分析で血漿シトルリン値の上昇を見出せば、診断がたやすくなります。

13.7. 栄養管理室

　栄養管理室は診断された後の治療に関与することになります。もう、シトリン欠損症の存在はかなり栄養士関係でも知られるようになりましたので、問題はないと考えますが、シトリン欠損症としての食癖と偏食としての食癖を区別する必要があります。野菜嫌いはシトリン欠損症の食癖ではありません。味付けが問題で、甘い味（砂糖味）はなかなか受け付けません。調味料は、ほとんど、塩だけということも多いようです。砂糖の制限が大切かと考えます。この本の後半でシトリン欠損症者の嗜好アンケートの結果を載せています。参考にしていただければ、うれしいです。

14. アジア各国への情報提供・支援の活動

5.5.（49 ページ）で述べましたように、中国をはじめとするアジアにはシトリン欠損症が多いことが予測され、事実、中国の小児科医からシトリン欠損症がチロシン血症やガラクトース血症として報告されました。さらには、その後の研究でもわかったことですが、中国では NICCD 患者が多く発見されました。その割には CTLN2 患者の症例報告はほとんど皆無です。これらの問題の元凶は、シトリン欠損症が現地の医師に知られていない、理解されていないことによります。事実、ベトナム人の NICCD 患者は最初、オーストラリアで発見されましたが、ベトナムからはなかなか発見されませんでした。最初、私（佐伯）がベトナム小児科学会で発表し、さらにこれから述べます AASPP（アジア・アフリカ学術基盤形成事業）で 2 度講演会を開き、小児科医をベトナムから鹿児島大学の小林先生のもとに研修で来ていただきましたが、その後は非常な勢いで患者さんが発見されています。

そのようなことを考えて、文部科学省の科学研究費の中から AASPP（アジアアフリカ学術基盤形成事業）という応募課題を見出し、申請し、ついにこの資金を 2 度にわたり、獲得することができました。AASPP というのは、アジア・アフリカの問題解決のために日本人の指導の下に、学術的な基盤を作る手助けをする、というもので、研究助成では、旅費が助成金の 50％以上を占めなければいけないという資金です。ですから、現地の学術機関と共同で、学術講演会を開催し、若手研究者を日本に招いて、様々な技術的な手法を伝授するといった目的を持った研究助成システムです。これには、以前トロントの小児病院にいて、現在、香港大学の副学長の Lap Chee Tui 先生、ベトナム国立小児病院の Nguyen Thu Nhan 教授、韓国の蔚山大学の HanWook Yoo 教授に相手方拠点機関設定にお世話になりました。

定年退職の翌年、小林先生が提出した申請案が採用されました。この資金で、香港を手始めにベトナムのハノイ、中国海南島など、各地で講演会を開催し、中国、ベトナム、タイから若手研究者を日本に招き、遺伝子診断法などを研修していただく、さらに各種国際学会にシトリン欠損症のシンポジウム開催を働きかけ実施する、という実績を上げ、3 年後に、継続して研究助成を受けることができました。現在、世界中で一番多くの NICCD 症例を解析してきた中国の YZ Song 先生は、AASPP で鹿児島の小林先生の

もとに来て、その後、他の資金も得て、ほぼ 1 年間留学しています。また、タイと中国からの若手研究者を東北大学小児科呉繁教授のもとに招き、最新の遺伝子診断法を教えていただきました。

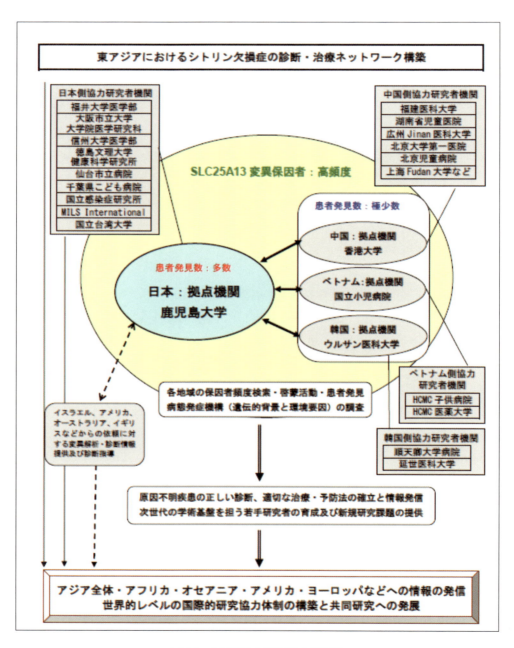

図 34. AASPP 申請書類の組織図

中国で行われた講演会は 10 か所以上を数えましたが、その実施には、中国から金沢医科大学に留学し、その後、松本生命科学研究所（MILS）所長となられた張春花先生による日本語中国語通訳としての役割が非常に大きかったと感謝しています。

　講演会には、小林先生と私（佐伯）以外では、信州大学の池田修一先生、のちには、矢崎正英先生、大阪市立大学の岡野善行先生、東北大学の大浦敏博先生がほぼ毎回参加されました。講演を行った都市としては、中国では、北京、上海、香港、泉州、福州、厦門、海南島、長沙、四川省成都、長春、瀋陽、ベトナムはハノイとホーチミン市、韓国ではソウルでした。

　しかし、いまだに中国からの CTLN2 症例の報告例はほとんどありません。それに対して香港、シンガポール、および台湾からは CTLN2 症例報告は出ていますので、中国人が特に CTLN2 を発病しにくいということはあり得ません。さらに AASPP の助成を受けて中国での CTLN2 発見に努めたいものと考えていますが。このような疾患が存在するという意識がなければ、診断は困難なのだと考えています。

15. 患者さんから学んだこと、患者さんとの質疑応答

15.1. 患者家族の会

　この原稿を書いている 2016 年はシトルリン血症患者家族の会の第 14 回目でした。会は、南は福岡から、北は仙台までで、毎年場所を変えて開催されています。会では午前中、総会などで会の運営に関する会議があり、午後は交流会としてシトリン欠損症の診断治療に関係している医師や栄養士も加わった会になっています。現在は 3 代目の会長です。1 代目は増田さん、2 代目は北澤さん、そして現在の 3 代目は杉村さんです。3 人ともに CTLN2 患者です。増田さんと北澤さんは肝移植を受けました。杉村さんはピルビン酸ナトリウムが非常によく効いている方です。この会には毎年新しい会員が増えます。多くは NICCD のご家族です。最初は大変心配して参加されます。

　しかし、まず、会場で元気に遊んだり勉強したりしている子供たちが NICCD 経験者と知ることで、少し安心します。交流会は、医療関係者・研究者の講演があり、その後がハイライトの交流会になります。いくつかのグループに分かれ、自己紹介とこれまでの経験が話されます。

　いろいろなお話が患者さんやお母さんから出てきますが、そのお話はどれも私のようなシトリン欠損症を研究する研究者や医師には非常にためになるお話で、これをきっかけに研究が進むことも多くありました。特に多いお話はやはり何が食べられて何が食べられない、食べられる物と食べられない物の区別などです。例えば、同じシュークリームや、アイスクリームでも食べられるか食べられないかははっきりしています。

　本物の生クリームを使っているシュークリームは食べられるが、まがい物のカスタードクリームで作ったシュークリームは食べられない、アイスクリームもふんだんに生クリームを使っているアイスクリームは好物だが、シャーベットアイスは全く駄目だ、となります。ご飯を食べさせようとすると口を開けないが、スペアリブなら、大きな口を開けてむしゃむしゃと食べる、のでびっくりしたなどです。冷蔵庫の中は牛乳で一杯である、大きなチーズもぺろりと食べる、とにかく、酒の肴となるようなものが大好き、などです。

高炭水化物の食べ物を食べた時の時間経過は「2時間程度してから気分が悪くなる」のは食べ物を消化吸収したころから症状が出ることを示唆し、口腔粘膜などで、食べられないことを知覚しているのではないことを示しています。しかし、だんだん、これは食べられる、これは食べられないは、においだけでわかるようになる、そうです。先にも述べましたように肝移植は患者さんの食癖を変えます。高糖質の食品が嫌いて、高タンパク質の脂っこいものが好きと好き嫌いが非常にはっきりしていたのが肝移植後は好き嫌いがほとんどなくなります。また、お酒が飲めるようになるという大きな変化もあります。このことは肝臓を取り換えるとほぼすべての症状がなくなることと併せて、この病気が肝臓中心であることを示しています。先の摂取後2時間たって気分が悪くなる、という現象も消化吸収された糖が肝臓に達した時間であることを示唆しています。

なお、この「シトルリン血症の会」のインターネットホームページには、以下のアドレスで見ることができます。いろいろな情報が得られますので、のぞいてください。

http://www.h6.dion.ne.jp/~goldgene/index.html

15.2. 意識障害とはどんな感覚か。

CTLN2患者さんの症状が強い時、意識をなくし、異常な行動をとることがよくあります。この時、どう感じていたかを患者さんがホームページで語っています。ご紹介します。

『11月から「だるさ」を感じて、12月になると寝れない、寝たとしても2～3秒で朝がくるようで、しばらくどこ？　なに？　そして「あっ仕事！」って思い、起きるのが週に3回ぐらいあった。時々、夕食を食べながら寝てしまう事もあった。

1月の新年会から帰ってきて居間で寝てしまった。翌朝、なぜか2階の自分の部屋にいた？　聞いてみたら「ウーウー言いながら居間を歩いた」「便所で座り込んだ」「観葉植物を倒した」等……さっぱり覚えてない。

病院に行くと精神科で（意識障害あり）シンナー中毒？と言われたが、後日神経内科で信大の医師に診てもらうと「よし、わかった。すぐ、松本にいけ」と言われた。CTの頭部写真に丸い影があり、反射異常、脳波異常、血中アンモニアが高いことがあった。

入院して、その夜に意識をなくした（失禁、応答なし、暴れた）すぐ家族が呼ばれ説

明があった「あと1年、半年とかは考えないでください、内科的治療は1か月が限界。根本的な治療は肝移植だけです」

　その後、病気のためかいろんな症状がでた。医師や婦長と口ゲンカ。トイレに隠れた。夜に不安になると看護婦や夜の婦長と話をした。教授を呼び出し、文句を言った……。』
　これは初代の会長の増田さんの話です。増田さんは肝移植でCTLN2の症状はなくなりました。その後、移植した肝臓の調子が悪くなり、ごく最近亡くなられました。

15.3. 症例解析から学ぶこと

　以下の症例は、小林圭子先生が学ぶことが多いとして書き出し、「シトリン欠損症原因遺伝子の発見が臨床に与えたインパクト」（日本カウンセリング学会誌 2009;30:45-50）に掲載された症例です。転記します。

　簡単に症例を紹介し、そこから学び取れることを述べてみたい。
1) 8歳で疾患名が特定できた症例：幼児期にぐったりする、嘔吐後の強直性痙攣などからてんかんと診断され、治療を受けた。5歳時、強い腹痛と血清アミラーゼ高値となり、急性膵炎と診断された。その後、総胆管拡張手術を受けた。この間、食事量が少なく、しばしば低血糖を来たした。さらに肝機能異常が出現したが、診断名の確定には至らなかった。しかし、偶然の観察と小林の助言を受けた担当医の詳細な問診により、特異な食癖が判明し、遺伝子診断の結果、シトリン欠損症と確定できた（乾ら、肝臓 2006;47:A435）。
　膵炎は、CTLN2患者の約20%に既往歴があり（Ikeda et al. Ann2004; 141:W109-110）、明らかに関連性がある。また、シトリン欠損症では非常に多彩で変化に富んだ症状 がそれぞれの個人に生じるので、診断には、このような疾患の存在を知っていることが重要と考える 。
2) 某大学病院に入院するも病名を確定出来ず死亡した症例：意識障害・異常行動があり、某病院で高アンモニア血症を指摘され、診断確定のため、某大学病院に入院したが、アンモニア値は正常として、鎮静剤で治療された。しかし急速な高アンモニア血症が出現し、グリセオールの治療を受け、転院後10日で死亡した。遺族・友人が死因に疑問を持ち、インターネットを調べ、CTLN2を疑った。インフォームドコンセントの後、両親の遺伝子診断が実施され、ヘテロ接合体であることが判明した。その後、某大

学病院から、残っていた患者の検体が提供され、遺伝子診断の結果、CTLN2 と判明した（大竹明、日本先天代謝異常学会雑誌 2009;25:58）。

　本症例以外にも、論文となっていない、多くの CTLN2 患者がグリセオールを投与され死亡している。これまでは、CTLN2 と糖質の関連性が明らかではなかったため起こった医原性の死亡である。現在では、CTLN2（シトリン欠損症）に対してグリセオールは禁忌薬剤となっているので、今後はこのような症例は生じないとは思うが、関連する多くの診療分野の医師に特に注意を喚起したい。

　追記：この患者さんについては、佐伯も、その死後長くかかわり、思い出も多くあります。

　前医で高アンモニア血症を指摘され、その原因究明のために大学病院に入院したにもかかわらず、それが週末にかかっていたため、また、血中アンモニアが正常値を示したこともあり、原因追及に至らなかったこと、鎮静剤が投与され、本当の病状が見えなかったこと、などがあり、気づいた時には脳浮腫があり、注意書きにもかかわらず、グリセオールが投与され、急激に激烈な高アンモニア血症を起こして亡くなられました。死因不明ということでしたが、ご両親が疑問に思い、死因の追及を始めました。共同経営者の友人が、患者さんの食癖からインターネットで CTLN2 にたどり着きました。小林先生に両親の遺伝子診断が依頼され、大竹明先生からカウンセリングなどを受け、実施した結果、ご両親ともに変異のヘテロ接合体であることがわかり、病院に残されていた血液から本人がホモ接合体でシトリン欠損症者であることが判明し、CTLN2 としての病名が確定しました。

3) おなかをこわした 2 歳の NICCD 経験児：生後 3 か月時に NICCD と確定診断された。1 歳 11 か月時に食欲なく、下痢を来たし、かかりつけ医に感染性胃腸炎と診断され、乳製品を与えないように指導された。翌日、下痢嘔吐もなく食欲もやや回復したので、おかゆと野菜スープを与えたところ、翌早朝より腹痛と喉の渇きを訴え、ミルクを欲しがったが、前述の乳製品を与えないという指示に従い、お茶のみを与えた。合計 IL と大量にお茶を飲み、ぐったりとしたので同院を再診した。検査の結果、脱水、低ナトリウム血症、低血糖を起こしていたが、糖は危険と考え、生食のみ投与し、二次救急病院に搬送された。二次病院より、小林に助言依頼の電話が入った。助言に従って、ソリタ T1（グルコス 2.6% 入り）の点滴を行い、本人が欲しがる食べ物とミルクを飲ませた結果、夕方には元気になり、翌日からは固形食の摂取が可能になり退院した。

　通常、嘔吐下痢症では、食事の制限、乳製品の制限が行われる。しかし、たんぱく

質・脂肪を必要とするシトリン欠損症例に対して、糖は危険だと考え、水分のみの投与では、低ナトリウム血症、脱水の持続、低血糖、エネルギー不足を招き危険である。糖の投与は、肝臓での取り込み・代謝を必要とするほどの大量になると危険となるが、血糖を維持する程度の糖の投与には問題はないことを強調したい。

15.4. 1人の患者さんの実話「三十歳にして起きたこと」

これは本の題名です。この本は CTLN2 に罹患した1人の患者さんの実話です。患者さんが書き残したメモを中心にご両親が書き綴った闘病記です。この本の主人公の患者さんの発病当初の症状から、肝移植を受けられた経緯、亡くなられるまでの経過が書かれています。新生児肝炎という診断でしたが、新生児期に NICCD を罹患されています。発病が 1998 年 6 月で、お亡くなりになったのが、2002 年 2 月ということで、まさしく、私たちが遺伝子を見つけ、NICCD がわかってきた時期でした。子供の頃の食癖は、甘いものが嫌いという、シトリン欠損症そのものです。「文芸社」から 2005 年出版ですので、現在入手可能かどうかは不明ですが、手に入れば、ぜひ、お読みください。死因は肝がんの転移によるがん死でした。シトリン欠損症でなぜ肝がんが多いのかに関しては全くわかっていません。

15.5. 患者さんからの質問に答える。

＊シトルリン血症に2種類あるそうですが、どう違うのですか。

──そうなんです。新生児型シトルリン血症、これは CTLN1、ともいいます。もう1つがいわゆるシトリン欠損症の大人の重症型で、成人発症Ⅱ型シトルリン血症（CTLN2 といいます）があります。2つの病気の原因が違うのですが、一番大切なことは食事が全然違います。CTLN1 ではたんぱく質が悪さをします。たんぱく質の中のチッソ（N）を無害な尿素に変えることができずアンモニアが増えて高アンモニア血症になります。ですからタンパク質の摂取量に注意が必要ですし、たんぱく質を取りすぎると、気分が悪くなります。

一方、CTLN2、またはもっと一般的にいってシトリン欠損症では、糖質が悪さをします。糖質を食べすぎると気分が悪くなります。たんぱく質はむしろ、糖質の毒性を和らげます。

＊糖質が毒性を発揮するということであれば、糖質を食べない方がいいのですか。

──糖質を食べない方がいいとは言えません。糖質は、脳のエネルギーとして必要です。脳は糖質のエネルギーで働きます。ですから糖質は摂取しないといけません。問題は食べ過ぎる（過剰に摂取する）と、脳や筋肉などに行く以上の過剰な糖質は肝臓に取り込まれます。まずは肝臓のグリコーゲンとして貯蔵されます。これまではいいのですが、さらに過剰だと肝臓で代謝され、脂肪酸に変わります。そのようなときに毒性を発揮します。ですから過剰にとらないこと、また糖質摂取の時、たんぱく質や脂質を取ると糖質の毒性がやわらげられます。なぜ、たんぱく質や脂質を同時に取ると糖質の毒性がやわらげられるのかについては、まだ本当にはわかっていません。たぶん、1つには糖質の肝臓での代謝が抑制される、糖質代謝で出てくる NADH の酸化を促進する、といった機構が考えられます。

＊服用してはいけない、または避けたほうがいい、というようなお薬はありますか。

──服用してはいけない、または避けたほうがいい薬剤としては、本文でも出てきましたが、また服用するようなお薬ではありませんが、高濃度のグルコースの入った輸液やグリセロールやフルクトースを含んだ脳浮腫治療薬のグリセオールがあります。これらは絶対に避けてください。それ以外では避けるべき、となっているお薬は知られていません。これまでにお薬の服用をきっかけにして発病したと思われる症例報告としては、解熱剤のアセトアミノフェンと胃潰瘍のお薬がありますが、これらを服用すると必ず発病する、といった証拠はありません。

＊なぜ、肝移植で CTLN2 は治るのですか。シトリンは肝臓以外でも存在するということですので、疑問に思いました。

──シトリンを発現する（が存在する）臓器は主に肝臓ですが、そのほかにも腎臓や心臓などにもシトリンが存在しています。では腎臓や心臓の機能にも異常があるのではないか、と考えられますが、実はシトリンと同じ働き（ミコンドリア内膜アスパラギン酸グルタミン酸輸送体；AGC）を持つ、アララー（aralar）と名付けられたたんぱく質があります。

アララーは、主に骨格筋や脳で発現する AGC です。しかしまた、心臓、腎臓でも発現しています。そのため、シトリンがなくても腎臓や心臓ではアララーが代償してシトリンの欠如を補っている、と考えています。

まず心臓病を併発した患者さんの症例はありません。しかし腎不全の患者さんはいます。この腎不全の原因がシトリン欠損症によるとは考えにくいかと思われますが、腎臓にシトリンがないことで何が起こっているかということになると、全く何もわかっていることはありません。

＊グリセオールという薬が使われてたくさんの方が亡くなったということですが、グリセオールはどんな薬でなぜ、この薬を使って亡くなられたのですか。

――グリセオールは 10％のグリセロールと 5％のフルクトースを含む静脈注射でつかわれる、脳浮腫を治す薬剤です。脳浮腫は、頭部の外傷や、脳出血、さらには高アンモニア血症で起こり、脳の中に水が取り込まれ、脳全体が浮腫を起こし膨れ上がる状態を言います。

脳は堅い頭蓋骨で覆われていますので、頭蓋骨の容量以上には膨れ上がることができません。ではどうなるかといいますと脳から脊髄の方向には頭蓋骨に穴が開いていますので、そちらの方に脳が下がってきて、脳ヘルニア状態になります。ヘルニアは脳の一部が無理に頭蓋骨から外に出てくることになりますので、脳のその部分は圧迫されて機能を失います。脳ヘルニアでは呼吸中枢がある部分が圧迫されますので、呼吸停止を起こし亡くなります。脳浮腫が長く続くと神経細胞が脱落して知能低下などの脳障害を起こしてきます。

このような現象を防ぐための薬剤としてグリセオールがよく使用されます。高濃度の、水によく溶けるグリセロールとフルクトースを血管内に輸液し脳の水分を取り去る、という作用です。

シトリン欠損症での問題は、この成分のグリセロールもフルクトースも肝臓で代謝され、細胞質の NADH レベルを上昇させることです。そこで、むしろ、CTLN2 の状態は悪化します。細胞質の NADH が上昇すると尿素サイクルの活性は低下し（10.1.　73

ページ参照)、生じたアンモニアを尿素に解毒できず、高度の高アンモニア血症になり、むしろ脳浮腫は悪化します。シトリン欠損症にとって最も悪いことは発症誘引物質であるグリセロールとフルクトースを高濃度で、しかも無理やり大量に静脈注射で体内に注入するわけですから、こんな無茶な悪いことはありません。なお、グリセオール投与の末期には腎不全も起こしていることが検査所見からはわかります。

脳浮腫にはこれ以外にマニトールという薬剤があり。これはあまり代謝されませんので、シトリン欠損症でも悪化することはありません。このことはご家族にもよく話をして何かのきっかけで病院に入院した場合は決してグリセオールを使われないように、本人がシトリン欠損症であることを、まず最初に医師に告げましょう。

*シトリン欠損症は遺伝病だから、先祖から受け継ぎ、子孫に伝わるのですか。

——そうです。シトリン欠損症は常染色体性劣性の遺伝病です。
　ですから、下の図の (1) のように、ご両親からそれぞれ変異した遺伝子を 1 つずつ受け継いでいます。子孫には、そのうちの一方は伝わりますから、お子様には 1 つの変異遺伝子が渡されます。あなたの奥様または旦那様が変異のないホモ接合体ですと (2)、お子様は、変異遺伝子を 1 つ持つヘテロ接合体（保因者）ということになりますし、もし、あなたの奥様または旦那様がヘテロ接合体ですと (3)、お子様はヘテロ接合体か、変異のホモ接合体となり、変異のホモ接合体のお子様はシトリン欠損症になります。その比率は 50%ずつになります。家系図で書くと以下のようになります。

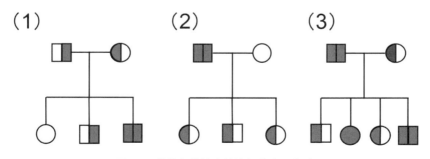

図35. 常染色体性劣性遺伝疾患の家系

　血族結婚では先祖から同じ変異遺伝子を、両親が受け継いでいる可能性が高くなるので、常染色体性劣性遺伝病の確率は高くなります。5.2.のホモ接合性マッピングの図

（図17.44ページ）を参照ください。

＊ココナッツオイルもMCTを含んで治療効果があるというお話ですが、何か、エビデンスはあるのですか。また、どの程度MCTは含まれているのでしょうか。

——MCTは、炭素の数が8-12個の長さを持つ中鎖の脂肪酸からできている中性脂肪triglycerideです。MCTは中性脂肪ですが、一般に存在する長鎖脂肪酸からなる中性脂肪とは異なる特徴があります。(1) 消化吸収時に胆汁酸を必要としない。→ 胆汁酸がなくても消化吸収できる。(2) 門脈から脂肪酸の形で吸収され、直接、肝臓に取り込まれる。→ 肝臓のエネルギーになりやすい。(3) 分解代謝の経路中でミトコンドリア内にカルニチンを必要とせず、取り込まれ、β-酸化を受ける（3.9. 脂肪酸の分解、29-31ページ参照）。→ どのような状態でも肝臓のエネルギーになりやすい。

　そのため、(1) 胆汁酸が腸管内に分泌されない黄疸児にも消化吸収され肝臓で代謝されエネルギーを産生する。(2) 直接、肝臓に取り込まれ素早くエネルギーに変換される（カルニチンパルミトイルトランスフェラーゼⅠの触媒作用を必要としないため、マロニルCoAなどによる阻害を受けない）。以上の特徴のため、NICCDではよく利用されます。また、CTLN2でも有効であることが山形大学の早坂教授のグループでも明らかにされています。

　MCTは、食品の中ではミルクとココナッツオイルにしか含まれていません。ですから、患者さんは、牛乳と、牛乳から作られたチーズや生クリームなどの乳製品が大好きです（タンパク質含量が高いことも理由です）。ココナッツオイルの成分は次に示すように炭素鎖数12個（C12）のラウリル酸が主成分で、C8のカプロン酸とC10のカプリル酸を多く含む食品です。マレーシアの小児科医の話では、シトリン欠損症の患者さんは白いご飯は食べませんが、ココナッツオイルで作ったチャーハンが大好きでよく食べるそうです。

参考	ココナッツオイルの成分（炭素の数）

飽和脂肪酸 92%　　　　　　　　　　　　　　1価不飽和脂肪酸　6%

　ラウリン酸（12）　49.16%　　　　　　　多価不飽和脂肪酸　2%

　カプリル酸（8）　　6.09%

　カプリン酸（10）　5.85%

　ミスチリン酸（14）19.42%

　パルミチン酸（16）9.12%

　その他　　　　　　2.3%

　飽和脂肪酸が多いのですが、ほとんどが、C12以下の中鎖脂肪酸で、体にあまりたまることなく肝臓で代謝されますし、不飽和脂肪酸も少ないので空気にふれても酸化されません。以上の理由からも健康に良いとされています。

15.6. シトリン欠損症者の食癖（「嫌いな食品と好きな食品」アンケートの結果）

　シトリン欠損症者の食癖は、糖質が嫌いでタンパク質と脂肪が好きという結果が出ました。では具体的にはどんな食品なのでしょう。そこで、16人のシトリン欠損症者に、アンケートに答えていただきました。なお、肝移植を受けた方の結果は省いています。

　アンケートは、1. 穀類（14種）、2. いも、豆類（8種）、3. 果物（15種）、4. 魚介類（24種）、5. 肉類（14種）、6. 卵（2種）、7. 大豆、大豆製品（10種）、8. 牛乳、乳製品（7種）、9. 油脂類（3種）、10. 種実類（6種）、11. 野菜（22種）、12. 海藻、キノコ（10種）、13. 調味料（9種）、14. 加工食品（4種）、15. 嗜好食品（24種）、に分けて、合計172種の食品について調査しました。

　アンケートはそれぞれの食品がどれほど好きか、または嫌いかをお答えいただきました。とても嫌いを1点とし、嫌い2点、ふつう3点、好き4点、とても好き5点とし、アンケートの結果から平均の値を出してみました。

　平均値として1はみんながとても嫌いな食品を、5点はみんながとても好き、ということを示しています。アンケートで一番多い答えは灰色のバックで示しました。平均が1と2の食品名は、ピンク色で示し、5のとても好きな食品は緑色を、4の好きな食品は薄緑色を付けました。この解析は、徳島文理大学食物栄養学科の卒論生の田崎陽子さ

んを中心に行われました。

　また、嫌いな食品と好きな食品の特徴を見る目的で、嫌いな食品の代表としてアンパンを、好きな食品の代表として牛乳を取り上げ、その嗜好度とPFC比を、グラフで示しました。

　最後にシトルリン血症患者家族の会の会長の杉村さんの冷蔵庫の写真を提供いただきましたので、ご覧下さい。いかに牛乳・乳製品がシトリン欠損症者の食品として大切か、がおわかりいただけるかと存じます。

15.7. 杉村会長の冷蔵庫の中身

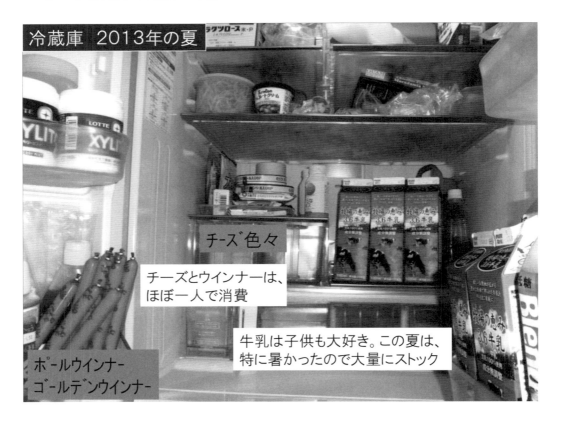

アンケート結果

1．穀類（14問）	答えた人数（人）						平均値	SD
	無回答	とても嫌い	嫌い	ふつう	好き	とても好き		
1．白ご飯	0	2	4	5	2	1	3	1
2．もち	2	5	5	2	0	0	2	1
3．食パン	0	1	4	7	2	0	3	1
4．クロワッサン	3	0	4	4	1	2	3	1
5．うどん	0	0	8	1	4	1	3	1
6．そば	1	3	4	5	1	0	2	1
7．マカロニ・スパゲッティ	1	0	3	5	5	0	3	1
8．中華めん	2	0	3	6	2	1	3	1
9．そうめん	0	1	5	3	4	1	3	1
10．はるさめ	4	0	2	6	1	1	3	1
11．コーンフレーク	4	1	3	4	2	0	3	1
12．ビーフン	4	0	3	5	1	1	3	1
13．雑穀類（ひえ、あわなど）	6	0	4	4	0	0	3	1
14．とうもろこし	1	0	4	6	2	1	3	1

2．いも、豆類（8問）	無回答	とても嫌い	嫌い	ふつう	好き	とても好き	平均値	SD
1．さといも	3	0	3	7	1	0	3	1
2．じゃがいも	0	0	4	5	2	3	3	1
3．やまのいも	5	0	3	3	3	0	3	1
4．さつまいも	1	0	6	6	1	0	3	1
5．グリンピース	1	1	6	4	2	0	3	1
6．そらまめ	3	1	2	3	1	4	3	1
7．あずき	3	4	6	1	0	0	2	1
8．こんにゃく	4	0	1	2	4	3	4	1

3．くだもの（15問）	無回答	とても嫌い	嫌い	ふつう	好き	とても好き	平均値	SD
1．いちご	1	1	3	1	3	5	4	1
2．すいか	1	1	3	4	5	0	3	1
3．なし	1	1	2	5	4	1	3	1
4．メロン	2	1	2	4	3	2	3	1
5．もも	1	1	4	5	1	2	3	1
6．グレープフルーツ	3	2	1	7	0	1	3	1
7．みかん	2	1	3	5	1	2	3	1
8．かき	4	1	4	3	2	0	3	1
9．キウイフルーツ	3	1	3	2	4	1	3	1
10．さくらんぼ	3	1	1	6	2	1	3	1
11．パイナップル	3	2	4	5	0	0	2	1
12．ぶどう	1	1	3	5	3	1	3	1
13．りんご	1	2	2	7	2	0	3	1
14．バナナ	2	3	3	4	1	1	3	1
15．アボカド	8	1	2	1	1	1	3	1

4．魚介類（24問）	無回答	とても嫌い	嫌い	ふつう	好き	とても好き	平均値	SD
1．たい	2	0	0	2	7	3	4	1
2．あじ	1	0	2	2	4	5	4	1
3．さけ	1	0	0	1	4	8	5	1
4．ます	6	0	0	3	2	3	4	1
5．ほっけ	2	0	1	0	5	6	4	1
6．まぐろ	2	0	0	1	3	8	5	1
7．かつお	4	0	2	3	4	1	3	1
8．いわし	3	0	2	3	4	2	4	1
9．さば	1	0	2	3	3	5	4	1
10．ぶり	2	0	1	3	3	5	4	1
11．うなぎ	1	0	4	3	2	4	3	1
12．さんま	1	0	1	2	4	6	4	1
13．ししゃも	2	0	2	3	3	4	4	1
14．たらこ	5	1	2	3	2	1	3	1
15．あさり	2	0	5	1	1	5	4	1
16．かき	4	2	2	1	1	4	3	2
17．ほたてがい	5	0	2	2	0	5	4	1
18．かに	5	0	2	0	1	6	4	1
19．いか	3	0	3	1	0	7	4	1
20．たこ	3	0	3	1	0	7	4	1
21．えび	4	0	2	2	1	5	4	1
22．数の子	6	1	1	2	1	3	4	2
23．いくら	5	1	1	0	2	5	4	2
24．うに	8	1	1	0	1	3	4	2

5．肉類（14問）	無回答	とても嫌い	嫌い	ふつう	好き	とても好き	平均値	SD
1．牛肉	2	1	0	1	4	6	4	1
脂身多い	1	2	3	1	3	4	3	2
脂質普通	1	1	0	2	4	6	4	1
脂質少ない	1	1	1	3	5	3	4	1
2．豚肉	3	0	1	1	4	5	4	1
脂身多い	0	1	2	2	2	7	4	1
脂質普通	1	0	0	1	6	6	4	1
脂質少ない	2	0	2	1	6	3	4	1
3．鶏肉	3	0	0	0	3	8	5	0
脂身多い	1	1	3	0	2	7	4	2
脂質普通	1	0	2	1	3	7	4	1
脂質少ない	1	0	2	2	3	6	4	1
4．鶏ささみ	1	1	1	3	2	6	4	1
5．レバー	5	1	2	1	1	4	4	2

6．卵（2問）	無回答	とても嫌い	嫌い	ふつう	好き	とても好き	平均値	SD
1．鶏卵	0	0	0	1	2	11	5	1
2．うずら卵	0	0	1	3	0	10	4	1

7．大豆（10問）	無回答	とても嫌い	嫌い	ふつう	好き	とても好き	平均値	SD
1．豆乳	1	1	4	3	2	3	3	1
2．豆腐	0	0	0	2	5	7	4	1
3．おから	4	0	0	9	0	1	3	1
4．枝豆	0	0	3	2	2	7	4	1
5．厚揚げ	2	0	1	3	4	4	4	1
6．がんもどき	3	0	1	8	1	1	3	1
7．納豆	0	2	2	5	3	2	3	1
8．油揚げ	0	0	3	5	4	2	3	1
9．きなこ	2	0	2	6	3	1	3	1
10．高野豆腐	3	0	3	7	1	0	3	1

8．牛乳、乳製品（7問）	無回答	とても嫌い	嫌い	ふつう	好き	とても好き	平均値	SD
1．普通牛乳	0	1	0	0	0	13	5	1
2．低脂肪乳	4	1	2	3	1	3	3	1
3．アカディ牛乳	10	1	0	3	0	0	3	1
4．生クリーム	0	1	2	4	5	2	3	1
5．ヨーグルト（加糖）	0	1	3	3	4	3	3	1
6．ヨーグルト（無糖）	1	1	1	2	5	4	4	1
7．チーズ	0	0	0	2	2	10	5	1

9. 油脂類（3問）	無回答	とても嫌い	嫌い	ふつう	好き	とても好き	平均値	SD
1. バター	0	1	0	4	4	5	4	1
2. マーガリン	0	1	0	6	3	4	4	1
3. マヨネーズ	0	0	1	3	3	7	4	1

10. 種実類（6問）	無回答	とても嫌い	嫌い	ふつう	好き	とても好き	平均値	SD
1. ごま	1	0	1	7	3	2	3	1
2. アーモンド	2	0	1	1	5	5	4	1
3. ピーナッツ	2	0	0	0	4	8	5	0
4. マカダミアナッツ	4	0	0	0	4	6	5	1
5. ピスタチオ	4	0	0	2	2	6	4	1
6. くり	3	0	2	5	3	1	3	1

11. 野菜（22問）	無回答	とても嫌い	嫌い	ふつう	好き	とても好き	平均値	SD
1. かぼちゃ	0	2	4	6	2	0	3	1
2. にんじん	0	0	4	6	4	0	3	1
3. さやえんどう	2	0	3	6	2	1	3	1
3. ブロッコリー	1	0	3	2	5	3	4	1
4. 小松菜	1	1	5	4	3	0	3	1
5. ほうれん草	1	2	3	5	2	1	3	1
6. トマト	0	2	3	5	0	4	3	1
7. ねぎ	2	1	4	5	2	0	3	1
8. ピーマン	0	2	5	4	1	2	3	1
9. さやいんげん	2	1	4	4	2	1	3	1
10. にら	2	1	4	4	1	2	3	1
11. アスパラガス	1	0	5	4	1	3	3	1
12. カリフラワー	5	0	4	3	2	0	3	1
13. キャベツ	0	0	4	5	3	2	3	1
14. きゅうり	1	0	3	4	3	3	3	1
15. ごぼう	2	0	5	5	1	1	3	1
16. 大根	0	0	4	6	2	2	3	1
17. たけのこ	2	0	5	3	2	2	3	1
18. たまねぎ	0	0	2	10	2	0	3	1
19. なす	1	2	7	2	2	0	2	1
20. 白菜	0	0	2	7	2	3	3	1
21. もやし	1	0	3	4	4	2	3	1
22. レタス	1	0	2	5	2	4	4	1

12. 海藻、きのこ（10問）	無回答	とても嫌い	嫌い	ふつう	好き	とても好き	平均値	SD
1. 昆布	2	0	3	4	3	2	3	1
2. のり	0	0	0	5	5	4	4	1
3. ひじき	0	0	3	4	3	4	4	1
4. もずく	4	0	2	2	4	2	4	1
5. わかめ	1	0	3	5	3	2	3	1
6. えのき	1	0	2	4	3	4	4	1
7. エリンギ	3	0	5	4	1	1	3	1
8. しいたけ	1	1	4	4	4	0	3	1
9. しめじ	0	0	3	7	3	1	3	1
10. まいたけ	4	0	4	4	1	1	3	1

13. 調味料（9問）	無回答	とても嫌い	嫌い	ふつう	好き	とても好き	平均値	SD
1. トマトケチャップ	0	0	3	7	3	1	3	1
2. みそ	0	1	2	9	1	1	3	1
3. みりん	1	3	6	3	1	0	2	1
4. はちみつ	3	2	6	3	0	0	2	1
5. 砂糖	1	4	7	2	0	0	2	1
6. 人工甘味料 （パルスイート・ラカント等）	7	1	2	4	0	0	2	1
7. しょうゆ	0	0	1	7	4	2	4	1
8. ウスターソース	0	2	2	8	2	0	3	1
9. 食塩	1	0	1	4	5	3	4	1

14. 加工食品（4問）	無回答	とても嫌い	嫌い	ふつう	好き	とても好き	平均値	SD
1. ハム	0	0	1	2	2	9	4	1
2. ベーコン	1	0	1	2	3	7	4	1
3. ウィンナーソーセージ	0	0	0	1	1	12	5	1
4. 魚肉練り製品 （かまぼこ・ちくわ）	0	0	3	6	1	4	3	1

15. 嗜好食品（24問）	無回答	とても嫌い	嫌い	ふつう	好き	とても好き	平均値	SD
1. アイスクリーム	1	2	0	3	5	3	4	1
2. シャーベット	1	2	2	7	2	0	3	1
3. ソフトクリーム	1	2	0	3	4	4	4	1
4. あんぱん	1	9	4	0	0	0	1	0
5. クリームパン	0	5	4	5	0	0	2	1
6. ホットケーキ	0	1	4	7	1	1	3	1
7. ジャム	0	4	7	2	1	0	2	1
8. 果物缶	1	6	4	3	0	0	2	1
9. ドライフルーツ	2	5	4	3	0	0	2	1
10. あられ・おかき・せんべい	1	1	3	5	3	1	3	1
11. ゼリー	0	4	5	5	0	0	2	1
12. カスタードプディング	0	1	2	5	3	3	3	1
13. カステラ	1	5	5	2	1	0	2	1
14. 飴	1	3	6	1	1	2	2	1
15. ガム	3	1	2	5	1	2	3	1
16. まんじゅう	1	8	5	0	0	0	1	1
17. どら焼き	2	9	3	0	0	0	1	0
18. シュークリーム	1	2	1	6	3	1	3	1
19. ショートケーキ	0	2	3	6	3	0	3	1
20. チョコレートケーキ	0	1	3	6	4	0	3	1
21. チーズケーキ	1	2	4	2	4	1	3	1
22. チョコレート	0	0	2	2	5	5	4	1
23. ドーナッツ	1	1	4	5	2	1	3	1
24. クッキー・ビスケット	0	1	3	6	4	0	3	1

なぜ嫌いか、なぜ好きか、の大きな理由は、その食品にどれだけ、炭水化物、脂質、たんぱく質が含まれているか、によります。下の図では、嫌いな食品の代表としてあんパンを、好きな食品の代表として牛乳を上げ、そのPFCエネルギー比を示します。

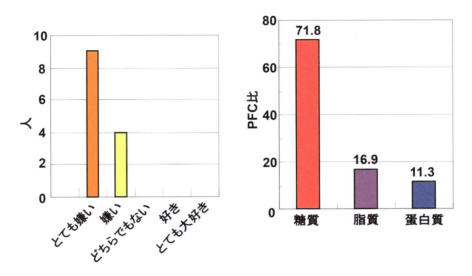

アンパンの好き嫌いとPFC比

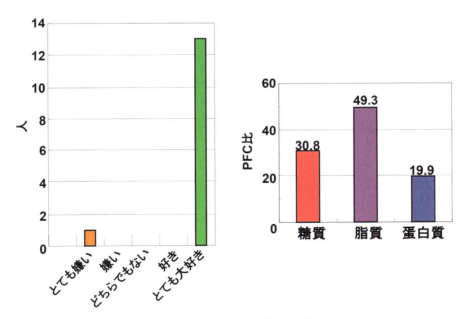

普通牛乳の好き嫌いとPFC比

15. 患者さんから学んだこと、患者さんとの質疑応答 ● 119

16. 小林圭子先生の死に際して

16.1. マレーシア Thong 先生の Mol Genet Metab への投稿記事
小林圭子先生への賛辞とシトリン欠損症における彼女の功績（佐伯武頼訳）

Tribute to Keiko Kobayashi and her work on citrin deficiency
Meow-Keong Thong（マレーシア・マラヤ大学医学部小児科学教授）
Mol Genet Metab 105（2012）551-552
小林圭子先生への賛辞とシトリン欠損症における彼女の功績（佐伯武頼訳）

　鹿児島大学・小林圭子准教授は、佐伯武頼教授とともにシトリン欠損症研究における
パイオニアでした。徳島大学での医学研修とそれに引き続く博士号取得後、小林准教授
は生化学と分子遺伝学分野の研究に取り組みました。彼女の最初の興味はⅡ型シトルリ
ン血症患者の肝臓におけるアルギニノコハク酸合成酵素の特異な分布の分子的機構の解
明でありました。これはさらにシトリン欠損症に関わる遺伝子の決定へと続く1990年
代の研究へと進んで行きました。佐伯教授とその共同研究者とともに、シトリン欠損症
の2つの病型、Ⅱ型シトルリン血症とシトリン欠損症に基づく新生児肝内うっ滞症、を
同定し、尿素合成と尿素サイクル維持へのアスパラギン酸グルタミン酸輸送体の関与を
明らかにしました。

　彼女と彼女のチームは、シトリン欠損症のすべての面に関わり、基礎的研究から疫学
的研究、さらには臨床および分子的多様性、マウスモデルの確立から治療法の確立にま
で及ぶ研究を行ってきました。

　小林准教授とそのチームは様々な問題に挑戦してきました。まず、最初は、シトリン
欠損症はほとんどが日本人と東アジア人のみに見いだされるという認識がありましたが、
世界中での疾患研究を通じてシトリン欠損症が今や全人種的疾患であることが認識され
るまでになりました。

　第2には、NICCD の生化学的変化がしばしば6か月までに正常化するため、分子
（遺伝子）診断が確定診断に利用できるほとんど唯一の診断手段になりました。彼女は、
本疾患の分子診断を求める多くの発展途上国、特にアジアから、彼女の支援を求めるた
くさんの要請を受けました。多くの制限がある中、彼女は常に、メールでの要請に迅速
に答えました。遅延性の黄疸はアジアではよくみられる症状ですので、多くの新生児は

胆管閉塞を除外診断するために肝生検と開腹手術を受けてきました。*SLC25A13* の遺伝子診断が利用可能となった結果、迅速な NICCD の診断がなされ、新生児胆汁うっ滞の小児にとって、たくさんの危険性を伴う検査を避けることができ、適切な食事療法と遺伝子カウンセリングを受け長期の健康管理を甘受することが可能になりました。アジアおよびその他地域の多くの小児センターでは、NICCD は遷延性胆汁うっ滞を持つ小児において最初に除外されるべき疾患です。

NICCD では生化学的検査データがほとんどないかもしれないということに気づけば、一般的に使い得るより低価な分子診断方法を開発する必要があります。このアプローチは、現在、一般的によくみられる変異をマススクリーニングする、という次なる方法論につながっています。

発症者に加えて、他の家族メンバーも NICCD かどうかが同定されました。疑いもなく、多くの生命がその結果、救われました。この病気の出生前診断も成功裏に行われました。

過去 10 年間を通じて、多くの遺伝医学者、特に限られた資源しか持たない第 3 世界からの研究者は、小林准教授が、快活で、協力的で、心の優しい人であることを実感しました。彼女のコメントは常に建設的で、臨床および検査データの正確性には非常に注意深い配慮がありました。彼女とその仲間と共同研究することは、真に教育的であり目を開かせてくれる経験でありました。多くの人たちは彼女がある時から健康を害していることを知りませんでした。彼女自身は、常に控えめで、しかも人を勇気づけてくれる、ポジティブ思考の人でした

2010 年 3 月 7 日から 10 日まで、福岡で開催された第 1 回アジア先天代謝異常学会（ACIMD）では、彼女の研究成果をたたえて、シトリン欠損症のシンポジウムが企画され、そこでは数人の研究者による招待講演が行われました。2010 年 12 月には、アジア太平洋人類遺伝学会が開かれ、12 月 2 日には AASPP（アジア・アフリカ学術基盤形成事業）主催のシトリン欠損症シンポジウムが開催されました。彼女は、本シンポジウムの冒頭において「シトリン欠損症における *SLC25A13* 変異：頻度と分布」という題で講演しました。

彼女はそれから数週後に 63 歳の生涯を閉じました。彼女は、多くの患者さん、同僚、仲間の人生と関わってきました。彼女は、シトリン欠損症だけでなく先天代謝異常疾患においてなすべき多くの仕事があると、特に日本やアジアの多くの若手遺伝学者を勇気づけてきました。彼女は献身的な教師であり、指導者であり、友人でありました。彼女を失ったことを多くの人々は悲しむでしょう。

16.2. 小林圭子先生の死亡記事
J Inherit Metab Dis 34（2011）979

　J. Inherit Metab Dis という先天代謝異常の専門誌の編集者から、小林先生の死亡記事を書いてほしいというメールを受け、英文の文章を作成し、投稿しました。その訳文を以下に記します。

　「科学界は先天代謝異常症の分野で 1 人の指導者を失った。小林圭子教授は 1984 年から 2010 年まで鹿児島大学で研究した。2008 年春、彼女は転移を伴う大腸がんと診断された。第 1 回目の化学療法は彼女を学問の世界に再スタートさせるほどに有効で、北京、上海、長春でのアジア・アフリカ学術基盤形成事業（AASPP）主催のセミナーに参加できるほどであった。12 月初めの香港で開催されたアジア・太平洋人類遺伝学会に参加した後、2010 年 12 月 21 日に彼女は急性心不全で亡くなり、姉妹がご遺族となった。
　小林圭子教授は成人発症 II 型シトルリン血症（CTLN2）の原因遺伝子として *SLC25A13* を発見し、その遺伝子産物をシトリンと名付けた（Nat Genet 1999）。彼女は変異のスクリーニング法を開発し、臨床家が本疾患を診断するのを助け、新生児肝内胆汁うっ滞症（NICCD）の発見に精力的な仕事を行った。彼女は 500 例以上のシトリン欠損症症例を同定し、この疾患が世界的な広がりを見せることを示した。あまりに熱心に仕事するので、同僚が、しばしばペースダウンを助言したが、『患者さんと主治医が診断を待っている』、というのがいつもの答えだった。彼女の正確で詳細な情報と彼女の温かい人格が彼女を非常にたやすく接触でき、知識にあふれた人として、有名にした。彼女の最も活動的な以前の学生の 1 人である YZ Song 博士は彼女を『シトリン欠損症の母』と称賛する。彼女はこの新しく確立された全人類的疾患の傑出したパイオニア研究者として記憶され、世界中の同僚、友人、学生に、いなくなってしまったことを悲しまれるでしょう。」

謝　辞

　この研究は、多くの科研費（基盤研究 B、C、アジア・アフリカ学術基盤形成事業）、厚生科学研究費、科学技術振興機構シーズ発掘試験、日本医師会医学研究助成、上原記念生命科学財団研究助成費などの研究助成費をいただいて行ったものです。

　この研究は、大変な数の共同研究者、主治医、それに多くの患者さんとご家族の方々のご協力があって初めてなしえたものです。ここに心から感謝いたします。

　とりわけ、道半ばにして亡くなった小林圭子先生の献身的な研究マインドと患者さんへの真剣な優しさを改めて述べたいと存じます。

　この道に導いてくださった恩師、勝沼信彦先生、人生の生き方を教えてくださった勝沼恒彦先生、いろいろな研究上のアドバイスをくださり、定年後の研究職を 4 年間サポートしてくださった熊本大学山村研一先生、研究の面白さを教えてくださった元中外製薬研究所所長の西井易穂先生に感謝いたします。

　現在も、研究を可能にしてくださっている鹿児島大学大学院医歯学総合研究科分子腫瘍学の古川龍彦教授をはじめとする教室の皆様、衛生学・健康増進医学の堀内正久教授と教室の皆様、直接実験を支えてくださっている安田いづみさん、黒田英志君、瀬戸川芳子さんに感謝いたします。

文　献

＊岡村保男、岡村和子：三十歳にして起こったこと─生体肝移植の記録─2005 年、文芸社

＊矢島義昭、平澤　堯、佐伯武頼：成人型シトルリン血症における血中アンモニアの日内変動について。肝臓　1981;22:1022-1027.

＊佐伯武頼、小林圭子：シトリン欠損症原因遺伝子の発見が臨床に与えたインパクト。日本遺伝カウンセリング学会誌 2009;30:45-50

＊Dimmock D, Kobayashi K, Iijima M, Tabata A, Wong LJ, Saheki T, Lee B, Scaglia F. Citrin deficiency: a novel cause of failure to thrive that responds to a high-protein, low-carbohydrate diet. Pediatrics. 2007;119:e773-7.

＊Fukushima K, Yazaki M, Nakamura M, Tanaka N, Kobayashi K, Saheki T, Takei H, Ikeda S. Conventional diet therapy for hyperammonemia is risky in the treatment of hepatic encephalopathy associated with citrin deficiency. Intern Med. 2010;49:243-247.

＊Ichiki H, Imamura Y, Saheki T, Kobayashi K, Yagi Y, Noda T, Inoue I. Enzyme-linked immunosorbent assay of serum argininosuccinate synthetase.Clin Chem. 1987;33:1941.

＊Ikeda S, Kawa S, Takei Y, Yamamoto K, Shimojo H, Tabata K, Kobayashi K, Saheki T. Chronic pancreatitis associated with adult-onset type Ⅱ citrullinemia: clinical and pathologic findings. Ann Intern Med. 2004;141:W109-110.

＊Imamura Y, Kobayashi K, Yamashita T, Saheki T, Ichiki H, Hashida S, Ishikawa E. Clinical application of enzyme immunoassay in the analysis of citrullinemia. Clin Chim Acta. 1987;164:201-208.

＊Imamura Y, Kobayashi K, Shibatou T, Aburada S, Tahara K, Kubozono O, Saheki T. Effectiveness of carbohydrate-restricted diet and arginine granules therapy for adult-onset type Ⅱ citrullinemia: a case report of siblings showing homozygous SLC25A13 mutation with and without the disease. Hepatol Res. 2003;26:68-72.

＊Inui Y1, Kuwajima M, Kawata S, Fukuda K, Maeda Y, Igura T, Kono N, Tarui S, Matsuzawa Y. Impaired ketogenesis in patients with adult-type citrullinemia. Gastroenterology. 1994;107:1154-61.

＊Kobayashi K, Horiuchi M, Saheki T. Pancreatic secretory trypsin inhibitor as a diagnostic marker for adult-onset type II citrullinemia. Hepatology. 1997;25（5）:1160-1165.

＊Kobayashi K, Sinasac DS, Iijima M, Boright AP, Begum L, Lee JR, Yasuda T, Ikeda S, Hirano R, Terazono H, Crackower MA, Kondo I, Tsui LC, Scherer SW, Saheki T. The gene mutated in adult-onset type II citrullinaemia encodes a putative mitochondrial carrier protein. Nat Genet. 1999;22:159-163.

＊Komatsu M, Kimura T, Yazaki M, Tanaka N, Yang Y, Nakajima T, Horiuchi A, Fang ZZ, Joshita S, Matsumoto A, Umemura T, Tanaka E, Gonzalez FJ, Ikeda S, Aoyama T. Steatogenesis in adult-onset type II citrullinemia is associated with down-regulation of PPAR $α$. Biochim Biophys Acta. 2015;1852:473-481.

＊Komatsu M, Yazaki M, Tanaka N, Sano K, Hashimoto E, Takei Y, Song YZ, Tanaka E, Kiyosawa K, Saheki T, Aoyama T, Kobayashi K. Citrin deficiency as a cause of chronic liver disorder mimicking non-alcoholic fatty liver disease. J Hepatol. 2008;49:810-820.

＊Mutoh K, Kurokawa K, Kobayashi K, Saheki T. Treatment of a citrin-deficient patient at the early stage of adult-onset type II citrullinaemia with arginine and sodium pyruvate. J Inherit Metab Dis. 2008;31 Suppl 2:S343-347.

＊Lu YB, Kobayashi K, Ushikai M, Tabata A, Iijima M, Li MX, Lei L, Kawabe K, Taura S, Yang Y, Liu TT, Chiang SH, Hsiao KJ, Lau YL, Tsui LC, Lee DH, Saheki T. Frequency and distribution in East Asia of 12 mutations identified in the SLC25A13 gene of Japanese patients with citrin deficiency. J Hum Genet. 2005;50:338-346.

＊Moriyama M, Li MX, Kobayashi K, Sinasac DS, Kannan Y, Iijima M, Horiuchi M, Tsui LC, Tanaka M, Nakamura Y, Saheki T. Pyruvate ameliorates the defect in ureogenesis from ammonia in citrin-deficient mice. J Hepatol. 2006;44（5）:930-938.

＊Nagasaka H, Okano Y, Tsukahara H, Shigematsu Y, Momoi T, Yorifuji J, Miida T, Ohura T, Kobayashi K, Saheki T, Hirano K, Takayanagi M, Yorifuji T. Sustaining hypercitrullinemia, hypercholesterolemia and augmented oxidative stress in Japanese children with aspartate/glutamate carrier isoform 2-citrin-deficiency even during the silent period. Mol Genet Metab. 2009;97:21-26.

＊Nakamura M, Yazaki M, Kobayashi Y, Fukushima K, Ikeda S, Kobayashi K, Saheki T, Nakaya Y. The characteristics of food intake in patients with type II citrullinemia.

J Nutr Sci Vitaminol（Tokyo）. 2011;57:239-245

＊Palmieri L, Pardo B, Lasorsa FM, del Arco A, Kobayashi K, Iijima M, Runswick MJ, Walker JE, Saheki T, Satrústegui J, Palmieri F. Citrin and aralar1 are Ca （2+）-stimulated aspartate/glutamate transporters in mitochondria. EMBO J. 2001;20:5060-5069.

＊Saheki T, Iijima M, Li MX, Kobayashi K, Horiuchi M, Ushikai M, Okumura F, Meng XJ, Inoue I, Tajima A, Moriyama M, Eto K, Kadowaki T, Sinasac DS, Tsui LC, Tsuji M, Okano A, Kobayashi T. Citrin/mitochondrial glycerol-3-phosphate dehydrogenase double knock-out mice recapitulate features of human citrin deficiency. J Biol Chem. 2007 24; 282:25041-25052.

＊Saheki T, Inoue K, Ono H, Katsura N, Yokogawa M, Yoshidumi Y, Furuie S, Kuroda E, Ushikai M, Asakawa A, Inui A, Eto K, Kadowaki T, Sinasac DS, Yamamura K, Kobayashi K. Effects of supplementation on food intake, body weight and hepatic metabolites in the citrin/mitochondrial glycerol-3-phosphate dehydrogenase double-knockout mouse model of human citrin deficiency. Mol Genet Metab. 2012;107:322-329.

＊Saheki T, Inoue K, Ono H, Tushima A, Katsura N, Yokogawa M, Yoshidumi Y, Kuhara T, Ohse M, Eto K, Kadowaki T, Sinasac DS, Kobayashi K. Metabolomic analysis reveals hepatic metabolite perturbations in citrin/mitochondrial glycerol-3-phosphate dehydrogenase double-knockout mice, a model of human citrin deficiency. Mol Genet Metab. 2011 Dec;104（4）:492-500.

＊Saheki T, Inoue K, Tushima A, Mutoh K, Kobayashi K. Citrin deficiency and current treatment concepts. Mol Genet Metab. 2010;100 Suppl 1:S59-64.

＊Saheki T, Kobayashi K, Inoue I, Matuo S, Hagihara S, Noda T. Increased urinary excretion of argininosuccinate in type Ⅱ citrullinemia. Clin Chim Acta. 1987;170（2-3）:297-304.

＊Saheki T, Kobayashi K. Mitochondrial aspartate glutamate carrier（citrin）deficiency as the cause of adult-onset type Ⅱ citrullinemia（CTLN2）and idiopathic neonatal hepatitis（NICCD）. J Hum Genet. 2002;47:333-341.

＊Saheki T, Kobayashi K, Miura T, Hashimoto S, Ueno Y, Yamasaki T, Araki H, Nara H, Shiozaki Y, Sameshima Y, Suzuki M, Yamauchi Y, Sakazume Y, Akiyama K, Yamamura Y. Serum Amino Acid Pattern of Type Ⅱ Citrullinemic Patients and

Effect of Oral Administration of Citrulline. J Clin Biochem Nutr 1986;1:129-142.

＊Saheki T, Kobayashi K, Terashi M, Ohura T, Yanagawa Y, Okano Y, Hattori T, Fujimoto H, Mutoh K, Kizaki Z, Inui A. Reduced carbohydrate intake in citrin-deficient subjects. J Inherit Metab Dis. 2008;31:386-394.

＊Saheki T, Ueda A, Hosoya M, Kusumi K, Takada S, Tsuda M, Katsunuma T. Qualitative and quantitative abnormalities of argininosuccinate synthetase in citrullinemia. Clin Chim Acta. 1981 Feb 5;109（3）:325-335.

＊Sase M, Kobayashi K, Imamura Y, Saheki T, Nakano K, Miura S, Mori M. Level of translatable messenger RNA coding for argininosuccinate synthetase in the liver of the patients with quantitative-type citrullinemia. Hum Genet. 1985;69:130-134.

＊Sinasac DS, Moriyama M, Jalil MA, Begum L, Li MX, Iijima M, Horiuchi M, Robinson BH, Kobayashi K, Saheki T, Tsui LC. Slc25a13-knockout mice harbor metabolic deficits but fail to display hallmarks of adult-onset type II citrullinemia. Mol Cell Biol. 2004;24:527-536.

＊Song YZ, Deng M, Chen FP, Wen F, Guo L, Cao SL, Gong J, Xu H, Jiang GY, Zhong L, Kobayashi K, Saheki T, Wang ZN. Genotypic and phenotypic features of citrin deficiency: five-year experience in a Chinese pediatric center. Int J Mol Med. 2011;28（1）:33-40.

＊Tabata A, Sheng JS, Ushikai M, Song YZ, Gao HZ, Lu YB, Okumura F, Iijima M, Mutoh K, Kishida S, Saheki T, Kobayashi K. Identification of 13 novel mutations including a retrotransposal insertion in SLC25A13 gene and frequency of 30 mutations found in patients with citrin deficiency. J Hum Genet. 2008;53（6）:534-45.

＊Takagi H, Hagiwara S, Hashizume H, Kanda D, Sato K, Sohara N, Kakizaki S, Takahashi H, Mori M, Kaneko H, Ohwada S, Ushikai M, Kobayashi K, Saheki T. Adult onset type II citrullinemia as a cause of non-alcoholic steatohepatitis. J Hepatol. 2006; 44:236-239.

＊Tazawa Y, Kobayashi K. Ohura T, et al: Infantile cholestatic jaundice associated with adult onset type II citrullinemia. J Pediatr 138:735 740（2001）.

＊Todo S, Starzl TE, Tzakis A, Benkov KJ, Kalousek F, Saheki T, Tanikawa K, Fenton WA. Orthotopic liver transplantation for urea cycle enzyme deficiency. Hepatology. 1992;15:419-422.

＊Tokuhara D, Iijima M, Tamamori A, Ohura T, Takaya J, Maisawa S, Kobayashi

K, Saheki T, Yamano T, Okano Y. Novel diagnostic approach to citrin deficiency: analysis of citrin protein in lymphocytes. Mol Genet Metab. 2007;90:30-36.

*Tomomasa T, Kobayashi K, Kaneko H, Shimura H, Fukusato T, Tabata M, Inoue Y, Ohwada S, Kasahara M, Morishita Y, Kimura M, Saheki T, Morikawa A. Possible clinical and histologic manifestations of adult-onset type II citrullinemia in early infancy. J Pediatr. 2001;138:741-743.

*Tsuboi H Fujino Y, Kobayashi K, Saheki T, Yamada T. High serum pancreatic secretory trypsin inhibitor before onset of type II citrullinemia. Neurology. 2001;57: 933.

*Yagi Y, Saheki T, Imamura Y, Kobayashi K, Sase M, Nakano K, Matuo S, Inoue I, Hagihara S, Noda T. The heterogeneous distribution of argininosuccinate synthetase in the liver of type II citrullinemic patients. Its specificity and possible clinical implications. Am J Clin Pathol. 1988;89:735-741.

*Yazaki M, Takei Y, Kobayashi K, Saheki T, Ikeda S. Risk of worsened encephalopathy after intravenous glycerol therapy in patients with adult-onset type II citrullinemia（CTLN2）. Intern Med. 2005;44:188-1

索　引

【あ】

アイソザイム　31
iPS 細胞　91
アスパラギン酸　14, 28, 31, 32, 33, 36, 44, 59, 60, 61, 78, 79, 82
アセチル CoA　23, 24, 30, 35, 37, 90
アデニン　40
アミノ基転移酵素　31
アミノ酸　13, 17, 20, 24, 30, 31, 35, 36, 37, 41, 43, 52, 72, 82, 86, 88, 90, 94
アミノ酸置換　43
アララー　57, 58, 59, 62, 82, 107, 108
アルギニノコハク酸開裂酵素　33
アルギニノコハク酸合成酵素　13, 33, 44, 91, 120
アルギニン　17, 33, 36, 66, 67, 81, 82, 86
アルコール発酵　22
アンモニア　13, 20, 31, 32, 37, 44, 67, 69, 72, 79, 106, 109
EF ハンド構造　52
意識障害　15, 16, 79, 96, 97, 103, 104
異常行動　13, 15, 16, 79, 104
遺伝子　14, 17, 31, 40, 42, 43, 45, 48, 49, 50, 51, 53, 55, 57, 63, 64, 66, 70, 74, 80, 93, 106, 109, 120
イントロン　43
うつ病　97
ウラシル　41
栄養調査　16, 69, 70
ATP クエン酸リアーゼ　37
エクソン　43, 93
エタノール　22, 92, 93, 94
X 染色体　42, 43, 48
NADH シャトル　26, 64, 78
N－アセチルアスパラギン酸　58
エネルギー　19, 20, 21, 22, 24, 25, 26, 30, 32, 33, 35, 61, 69, 70, 71, 106, 107, 110
オキザロ酢酸　27, 28, 33, 35, 36, 37, 38, 78
オルニチンカルバモイル転移酵素　32

【か】

核酸　20, 22, 37, 40
果糖　75
ガラクトース血症　17, 55, 83, 92, 96, 99
カルニチン　34, 37, 90, 110
カルニチン欠乏マウス　47
カルバモイルリン酸合成酵素　32
肝移植　53, 58, 66, 67, 72, 73, 74, 91, 97, 102, 103, 104, 106, 107, 111
肝がん　14, 15, 18, 94, 106
肝脳疾患　15, 72
凝固異常　77, 79
キロミクロン　33
グアニン　40, 41
クエン酸　37
クエン酸ピルビン酸サイクリング　38, 39
クエン酸リンゴ酸シャトル　38
グリセオール　74, 75, 76, 97, 104, 105, 107, 108, 109
グリセルアルデヒド 3－リン酸脱水素酵素　36, 61, 79
グリセロール　20, 33, 35, 36, 37, 61, 75, 78, 79, 89, 93, 94, 107, 108, 109
グリセロール 3－リン酸（G3P）　28, 65
グリセロール 3－リン酸脱水素酵素　28, 36, 64
グリセロリン酸シャトル　26, 28, 29, 63, 64, 65
グルコース　20, 21, 22, 25, 26, 30, 35, 37, 74, 78, 92, 97, 107
グルタミン酸脱水素酵素　37
血漿アミノ酸　15, 80, 97
血漿スレオニン／セリン（Thr/Ser）比　80, 82
血清トリグリセリド　66
血族結婚　48, 109
ケト酸　30, 35, 37
ケトン体　30, 35, 80
高アンモニア血症　12, 47, 64, 65, 67, 72, 74, 77, 79, 82, 96, 97, 104, 105, 106, 108, 109

高炭水化物食　12, 67, 71, 74, 76, 88, 96

コドン　41

【さ】

細胞質　20, 25, 26, 27, 28, 29, 31, 32, 33, 36, 37, 38, 39, 60, 61, 63, 65, 75, 77, 78, 79, 82, 83, 90, 94, 95, 108

酸化的リン酸化　20, 24, 25, 26, 28, 35

質の異常型　13, 45, 47, 81

シトシン　40, 41

シトリン　11, 12, 13, 14, 25, 27, 28, 32, 35, 36, 39, 51, 52, 55, 57, 58, 59, 60, 61, 62, 63, 64, 77, 78, 79, 82, 107, 108, 122

シトリン欠損症　12, 13, 14, 15, 17, 18, 42, 51, 55, 56, 64, 70, 74, 77, 82, 85, 86, 89, 92, 94, 96, 97, 98, 99, 102, 104, 106, 108, 109, 110, 120, 121

シトルリン　13, 16, 17, 32, 44, 67, 80, 81, 82, 86

シトルリン血症の会　103

ジヒドロキシアセトンリン酸　28, 36, 65

脂肪肝　14, 18, 61, 65, 80

脂肪酸　20, 24, 33, 34, 35, 37, 61, 89, 107, 110

脂肪性肝炎　18

修飾遺伝子　93

常染色体　42

常染色体性劣性　11, 42, 54, 109

新生児肝内胆汁うっ滞症　14, 17, 18, 53, 122

新生児マススクリーニング　17, 18, 96

膵炎　15, 18, 94, 104

水素結合　41

スプライシング　43

成人発症Ⅱ型シトルリン血症　11, 14, 15, 44, 47, 106, 122

性染色体　42

成長障害　14, 18, 64, 65, 77, 79, 86, 89, 96

染色体　40, 42, 49

相同染色体　42

相補的　41, 46

【た】

代謝　12, 19, 20, 21, 22, 30, 35, 61, 75, 82, 92, 106,

107, 108, 109, 110, 111

多型　43

炭水化物　11, 12, 16, 66, 67, 69, 70, 88, 92, 119

胆道閉鎖症　18, 96

タンパク質分解酵素　44

チアミンピロリン酸　24

チトクローム　24, 25

チミン　40

チロシン血症　17, 55, 96, 99

TCAサイクル　20, 23, 24, 30, 35, 37

低血糖　18, 65, 79, 104, 105, 106

低たんぱく血症　53, 77, 79

デオキシリボース　40

デオキシリボ核酸　40

てんかん　96, 97. 104

電子伝達系　20, 24, 25, 26, 28, 35, 60

転写　41, 83

統合失調症　97

糖質　11, 12, 19, 20, 37, 67, 69, 70, 75, 96, 105, 106, 107, 111

【な】

ニコチン酸　22, 24

二重らせん構造　40

乳酸　21, 22, 23, 25, 35, 36, 61, 79, 86

尿素合成系　13, 44

尿素サイクル　32, 44, 60, 78, 79, 86, 108, 120

【は】

パントテン酸　24

必須アミノ酸　36

非必須アミノ酸　24, 36, 37

ピリミジン塩基　37, 40

ピルビン酸　20, 22, 23, 24, 25, 30, 35, 36, 37, 38, 61, 67, 79, 85, 86, 90, 97

ピルビン酸カルボキシラーゼ　36

フィッシャー比　80, 82

複製　41

プリン塩基　40

プロトン　22, 25, 26, 59, 60

分枝アミノ酸　17, 80, 82
β-酸化　33, 34, 35, 80, 90, 110
ペプチド結合　20, 41, 52
変異　12, 42, 43, 48, 50, 51, 52, 53, 54, 55, 74, 91,
　　105, 109, 121, 122
ペントースリン酸回路　22〜23
補酵素　22, 24, 28
ホモ接合性マッピング　48, 109
ホモローガスリコンビネーション　63
翻訳　41, 46

【ま】

マロニル CoA　37, 110
ミトコンドリア　14, 21, 23, 24, 25, 26, 28, 29, 31,
　　33, 34, 35, 36, 37, 38, 44, 60, 61, 63, 77, 78, 79,
　　85, 90
メタボローム解析　65
免疫組織化学　46
モデルマウス　76

【や】

有機酸　23
優性　43
UDP- ガラクトースエピメラーゼ　83

【ら】

リパーゼ　33
リボース　40
リボ核酸　40
リポ酸　24
リポプロテインリパーゼ　33
量の異常型　13, 45, 81
リンゴ酸アスパラギン酸シャトル　26, 27, 29,
　　31, 33, 36, 61, 63, 77, 78, 79
リンゴ酸 α ケトグルタル酸輸送体　27, 36
リンゴ酸酵素　38
リンゴ酸脱水素酵素　27
劣性　43

【わ】

Y 染色体　42

【Alphabet】

AASPP　99, 101, 121, 122
AIN-93M　87, 88
antisenseRNA　46
aspartate glutamate carrier（AGC）　14, 58
ATP　20, 21, 22, 24, 25, 26, 28, 32, 34, 35, 37, 83
CTLN1　14, 17, 47, 72, 80, 81, 106
CTLN2　11, 14, 15, 17, 18, 46, 47, 52, 53, 65, 66, 67,
　　70, 71, 72, 73, 74, 80, 81, 82, 83, 84, 86, 93, 96,
　　97, 101, 104, 105, 106, 107, 108, 110, 122
FADH$_2$　24, 25, 26, 35
FTTDCD　14, 18
GTP　24, 25
MCT　76, 86, 89, 92, 97, 110
NADH　22, 23, 24, 25, 26, 27, 28, 29, 33, 35, 36, 37,
　　38, 39, 61, 65, 75, 77, 78, 79, 82, 83, 90, 95, 107,
　　108
NADPH　22, 37, 38, 90
NASH　18
NICCD　14, 15, 17, 18, 52, 53, 55, 65, 83, 84, 91, 92,
　　93, 99, 102, 105, 106, 110, 120, 121, 122
PFC ratio　70
PSTI　73, 83, 86
SLC25A13　15, 42, 51, 53, 55, 63, 74, 91, 121, 122

●著者プロフィール

佐伯 武頼　Takeyori Saheki

1940 年横浜生まれ、東京を経て、松山で小学校入学、宇和島を経て、高松で小学校、中学校、高等学校（高松高等学校）卒業。

1959 年徳島大学医学部入学、1965 年卒業、インターン国立病院ボイコット、1966 年徳島大学医学研究科入学、1970 年単位修得退学、1971 年学位取得、徳島大学医学部酵素研究施設助手、1972 年から 1974 年西ドイツフライブルグ大学助手、1974 年東海大学医学部講師、助教授を経て、1980 年鹿児島大学医学部生化学教授就任、1999 年から 2001 年医学部長、2006 年鹿児島大学大学院医歯学総合研究科定年退職、鹿児島大学名誉教授、2006 年から 2010 年まで徳島文理大学教授、2010 年から 2015 年まで熊本大学生命資源研究支援センター特任教授、2015 年から鹿児島大学大学院医歯学総合研究科分子腫瘍学特別研究員、現在に至る。

中学から大学まで水泳部所属、高校から大学では剣道部所属、東海大学時代にウインドサーフィン開始、インストラクター。

徳島大学時代、内科学第 3 の研究室に入り込み、研究を体験、勝沼信彦教授の勧誘を受け、基礎医学の酵素化学研究室の大学院に入り、アンモニアの毒性、灌流肝での尿素合成の研究を行う。ドイツでは酵母の細胞内プロテアーゼとその生体内阻害剤の研究を行う。

シトリン欠損症　― 医者も知らない特異な疾患 ―

2017 年 4 月 11 日　第 1 刷発行
2020 年 6 月 11 日　第 2 刷発行

著　者　佐伯武頼
発行人　大杉　剛
発行所　株式会社 風詠社
　　　　〒 553-0001　大阪市福島区海老江 5-2-2
　　　　　　　　　大拓ビル 5 - 7 階
　　　　℡ 06（6136）8657　https://fueisha.com/
発売元　株式会社 星雲社
　　　　　（共同出版社・流通責任出版社）
　　　　〒 112-0005　東京都文京区水道 1-3-30
　　　　℡ 03（3868）3275
装幀　2 DAY
印刷・製本　シナノ印刷株式会社
©Takeyori Saheki 2017, Printed in Japan.
ISBN978-4-434-22979-4 C3047

乱丁・落丁本は風詠社宛にお送りください。お取り替えいたします。